肌萎缩侧索硬化(渐冻人)手册

北京协和医院

主编 李晓光

审阅 崔丽英

编委会（以姓氏笔画为序）

景志坚　李晓光　刘　杰　刘明生

倪叡杰　宋　平　谢曼青　杨　奎

张江鹄　张莉红　周　爽

U0224322

中国协和医科大学出版社

图书在版编目（CIP）数据

肌萎缩侧索硬化（渐冻人）手册／李晓光主编. —北京：中国协和医科大学出版社，2013.3

ISBN 978-7-81136-758-4

Ⅰ. ①肌… Ⅱ. ①李… Ⅲ. ①肌萎缩-诊疗-手册 Ⅳ. ①R746.4-62

中国版本图书馆 CIP 数据核字（2013）第 007859 号

肌萎缩侧索硬化（渐冻人）手册

主　　编：李晓光
责任编辑：许进力

出版发行　**中国协和医科大学出版社**
　　　　　（北京东单三条九号　邮编 100730　电话 65260378）
网　　址：www. pumcp. com
经　　销：新华书店总店北京发行所
印　　刷：北京佳艺恒彩印刷有限公司

开　　本：787×1092　1/32 开
印　　张：8.5
彩　　页：1
字　　数：100 千字
版　　次：2013 年 5 月第 1 版　2016 年 5 月第 3 次印刷
定　　价：40.00 元

ISBN 978-7-81136-758-4

李晓光简介

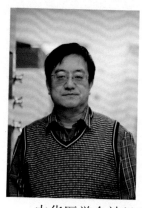

中国医学科学院北京协和医学院北京协和医院主任医师，副教授

中国医师协会肌萎缩侧索硬化项目管理委员会副总干事

中国医师协会肌萎缩侧索硬化专家委员会委员

中华医学会神经病学分会神经遗传学组委员

香港医学遗传学会会员

研究方向：肌萎缩侧索硬化及其他运动神经元疾病，神经系统遗传性疾病

专业领域：临床神经病学及分子神经病学（神经遗传学、神经免疫学及神经病理学）

个人网站：

《守望视野》http://lixiaoguang.54doctor.net

好大夫在线李晓光个人网站

http://pumchxqli.haodf.com

发表论文：

已发表专业论文 60 余篇，参加《神经系统疾病药物治疗学》《神经遗传学》《神经疾病流行病学》《周围神经病》等多部国内大型著作编写。主译美国神经系统检查教科书《Demyer 神经系统检查：程序化课程》。

序　言

肌萎缩侧索硬化（ALS）是一种原因未明的神经系统退行性疾病，是神经内科在治疗上最为棘手的疾病之一。据估计我国有8万多人患本病，并且多数为中年人。这一事实已经引起我国政府及相关卫生部门的高度重视。世界各国的医学研究机构和临床研究人员正在集中力量探索其发病机制和治疗方法，我国神经病学的专家学者们也正为此做着不懈地努力。

肌萎缩侧索硬化的临床处理之所以棘手，首先是发病机制不清楚，其次是临床早期诊断比较困难。肌萎缩侧索硬化在确诊之前要排除其他所有可能产生类似症状的疾病，这大大延长了确诊时间，从而推迟了最佳治疗时期。文献资料显示在国外诊断水平及仪器先进的国家，确诊也需要12个月，国内甚至达到16个月。所以，早期诊断成为肌萎缩侧索硬化研究的一个重要方向。

肌萎缩侧索硬化自从1869年被认识以来，临床医生、医学家们始终致力于探索有效治疗方法。100多年后，力如太的发明才使得肌萎缩侧索硬化的治疗崭露曙光。研究证据充分显示，力如太能够明显延长肌萎缩侧索硬化患者的生存时间。尽管目前它还不能彻底治愈或完全阻止疾病进展，但它的出现，不仅为肌萎缩侧索硬化患者赢取了足够时间以等待科学的最终突破，而且为探索肌萎缩侧索硬化治疗提供了许多参考思路。目前，力如太仍是国际循证医学所验证的治疗肌萎缩侧索硬化唯一有效的药物。

疾病的治疗，从来都不是一个人的事情。它需要医生、患者、家属及社会、政府的齐心协力。肌萎缩侧索硬化尤为如此。临床医生在为患者提供最有效、最合适的治疗药物时，更加需要患者的积极配合、家属的理解支持以及社会的关爱。肌萎缩侧索硬化的治疗原则及方案应当是：及早诊断，及时采取被证实有效的药物治疗，并综合运用对症治疗手段。同时良好的患者心态及医院家庭护理也是延长患者生命、提高生存质量的有力保障。

肌萎缩侧索硬化诊治和研究是一项系统工程，它不仅需要我们临床医务工作者在更广大医生群体中的学术普及，提高神经科医生以及其他专科医生对该病的认识，为早期诊断、早期有效治疗赢得时机；还需要社会各方面合力做好肌萎缩侧索硬化的科普教育工作，调整患者及家属心态，传授必要医护知识，使患者尽最大可能积极面对，以便赢得科学发展带来的新的治疗。

有鉴于此，中国医学科学院北京协和医院神经科李晓光教授在中国肌萎缩侧索硬化协作组及中国医师协会肌萎缩专家委员会的支持下特编辑整理了这本《肌萎缩侧索硬化（渐冻人）手册》，以期为建立和谐美好的社会略献绵薄之力。

我相信，这本手册的出版一定能为中国肌萎缩侧索硬化疾病知识普及和患者教育提供更多的帮助，让更多中国的肌萎缩侧索硬化患者有机会看到科学突破的那一天！

谨为之序！

中国医学科学院北京协和医院神经科主任
中国医师协会肌萎缩侧索硬化专家委员会主任委员
中华医学会神经病学分会前任主任委员
中国医师协会神经病学分会副会长

编 者 的 话

　　肌萎缩侧索硬化患者，俗称渐冻人，在得知诊断不久就发现，自己的症状不断变化及加重。对个人来讲接受肌萎缩侧索硬化这一事实是一个不断挑战的过程，随着肌萎缩侧索硬化的进展，身体失去了某些以往的功能，患者需要发现新的方法来做一些事情。有些方法可能帮助很小，有些可能会改善生活质量。无论读者是患者本人、家庭成员还是朋友，可能已经体会到肌萎缩侧索硬化目前就是你生活的一部分。

　　这本手册的目的是给你一个相对全面的关于肌萎缩侧索硬化的概述。本手册是一本疾病知识指南，从本手册可以获得：①肌萎缩侧索硬化的基本知识；②相关医疗设备和用品的知识；③相关支持机构及医务人员的信息。后两项的资料可能随着时间的推移有较多的变化，在本手册出版之时我们力求做到准确和实用。本手册一方面介绍有关肌萎缩侧索硬化如何影响人体的基本知识。另一方面可以帮助应付疾病，有效地使用资源。希望本手册能够做到给肌萎缩侧索硬化患者及家属提供有用的信息和帮助性的建议，帮助患者理智地面对挑战。

本手册提到的肌萎缩侧索硬化（ALS）和运动神经元病（MND）是同一疾病，前者按国际神经病学联盟1998年诊断标准诊断，有可能涵盖经典型肌萎缩侧索硬化，进行性肌萎缩或进行性延髓性麻痹及原发性侧索硬化。而运动神经元疾病则包括了损害运动神经元的疾病所有其他疾病如包括肌萎缩侧索硬化、进行性肌萎缩、原发性侧索硬化、进行性延髓（球）麻痹、脊髓性肌萎缩、痉挛性截瘫、多灶性运动神经病、平山病及肯尼迪病等多种类型。

肌萎缩侧索硬化是罕见病。有关这一疾病的介绍较少，读懂有关的内容也不容易。建议读者不要试图一下全部读完这本手册，而是首先了解它的大概内容，然后按照你自己的节奏来读，或者按与患者目前病情有关的章节来读。为了各个章节本身内容的完整，大章节之间会有内容类似但描述方式不同的情况，这种安排主要是为了读者阅读的便利。本手册涉及许多医学术语，有时无法用通俗语言表达，如难以理解，需要咨询临床医生。

本手册仅提供了简要的信息和选择，而非个体化治疗方案。另外为了给国内不同层次的患者及家庭提供全面的信息，我们的许多资料参考了发达国家成熟的经验，但国内许多患者经济条件不一定达得到，不需要照搬。具体治疗应该由从事肌萎缩侧索硬化工作的神经科医生根据患者个人情况制定。一定要明确阅读本手册不能代替肌萎缩侧索硬化专家的就诊过程。患者本人或家属应该长期在肌萎缩侧索硬化专病门诊定时的随诊和咨询，为患者提高生活质量提供保证。

知识就是力量，力量来源于对所面临的挑战（肌萎缩侧索硬化）的特性的了解。肌萎缩侧索硬化在许多方面都会影响患者的生活，每个患者的需要也会很不一样。这取决于患者的态度以及疾病本身产生影响的程度。我们希望这本手册能够给肌萎缩侧索硬化患者及家属勇气和力量。

本手册也为广大医生在随访患者时提供参考。

本手册的形式和内容将不断更新，欢迎读者提出宝贵意见和建议！

中国医学科学院北京协和医院神经科
中国医师协会肌萎缩侧索硬化项目委员会副总干事

李晓光

目　　录

第一章 如何面对肌萎缩侧索硬化

第一节 坚持不懈活下去的理由

虽然国内各地各类医院对肌萎缩侧索硬化的认识水平不一,但大多神经科医生可为患者提供对症、支持治疗。最主要的是患者本人也要参与选择使用各种不同的治疗和辅助设备,也要决定如何对待诊断和如何规划下一步生活。患者面对疾病,树立坚定乐观的生活态度,客观的期望和配合科学的随诊,为提高诊断该病后的生命质量是至关重要的。

当运动神经元损害逐渐加重时,患者无论做出任何决定(包括如何安排生活或决定临终的方式)都应该考虑以下情况。

● 一、坚持的个人理由

坚持最有力的理由是个人、家庭、朋友及某些重要的事件或要完成的目标。肌萎缩侧索硬化患者常告诉医生,他们想要和配偶、孩子和后辈们度过更多的时间,参加一个婚礼,或毕业典礼或完成他们生命中一些重要的目标。

● 二、存在不典型病例

有些患者病情稳定而且保持在某一程度很长时间，相当大比例肌萎缩侧索硬化患者病情进展比平均水平更加缓慢。20％患者存活超过 5 年，超过 10％ 的患者存活达 10 年，有 5％ 患者存活达 20 年。平均发病年龄大致在 59 岁，这部分患者与正常人的寿命相差无几。许多专攻肌萎缩侧索硬化的医生都见过病情有缓解的肌萎缩侧索硬化患者。文献也经常报道有一定数量的肌萎缩侧索硬化患者可能自愈。

● 三、科学研究的迅猛发展

整个生物医学科学正经历前所未有的速度迅猛发展。从 1993 年开始，人类已经知道造成一些家族性肌萎缩侧索硬化的基因，人类有了第一个能够治疗肌萎缩侧索硬化药物，人类有了这种疾病真正的动物模型，人类也获得了许多肌萎缩侧索硬化中运动神经元细胞的死亡机制方面的重要知识。这些知识是对全人类的贡献。1993 年至今，有关肌萎缩侧索硬化的科学发现超过了从它 1869 年被描述之后到 1992 年近 130 年时间段的发现。

对任何等候着突破性进展的肌萎缩侧索硬化患者来说这些进步似乎仍然太慢，但是我们确实处于许多比较令人兴奋的发现中。我们有坚实的理由对肌萎缩侧索硬化能够被治愈抱强烈的希望。是否能够发现肌萎缩侧索硬化的全部病因并开发出治愈的方法不是问题，问题只是何时能够发现。

随着谷氨酸和自由基学说在肌萎缩侧索硬化的病因中的地位被牢固确立，这一疾病的整个历史中会有更多充满希望的阶段。基因治疗及干细胞治疗技术研究的不断成熟，为肌萎缩侧索硬化治疗开辟了新的领域和希望，我们拭目以待它的突破。

在一个半世纪后，我们第一次有了对抗肌萎缩侧索硬化的药物力如太（利鲁唑），更多药物在进行临床试验，许多科学家所进行的临床前期研究均可能会产生新的治疗方案。约翰霍布金斯大学的罗斯坦教授发现谷氨酸在肌萎缩侧索硬化中的神经毒素作用导致食品药物管理局核准第一个肌萎缩侧索硬化治疗药物力如太。临床药物试验证明：使用力如太可以延长生存时间。

由美国马萨诸塞州总医院罗勃特布朗教授和美国西北大学西迪基教授在 20% 家族性肌萎缩侧索硬化患者的基因中发现过氧化物歧化酶（SOD1）基因突变，为探究肌萎缩侧索硬化的病因树立了一个里程碑（1993），对家族性和散发性肌萎缩侧索硬化均有了新的认识。这个基因缺陷导致氧化损伤的知识使许多临床医生推荐抗氧化剂治疗肌萎缩侧索硬化。目前有大量基金投入开发新的抗氧化剂。

● 四、临床服务的改善

国内各大医院联合成立了肌萎缩侧索硬化的研究和诊治组织，如目前在北京、上海、广州六家医院成立的运动神经元疾病专病门诊及中国肌萎缩侧索硬化协作组。各医院均在努力组建多学科的医生帮助肌萎缩侧索硬化患者，尽可能长时间维持患者生活自理能力及身体功能。

这些机构的建立使得患者可在各地得到专业的支持和帮助，不会觉得被社会抛弃。尽管缺乏资金及人员等，目前工作还不尽如人意，但随着社会的发展，工作会越来越完善。希望在不远的将来这些肌萎缩侧索硬化专业机构如国外发达国家一样都有条件为患者提供治疗和装置，尽可能的维持上肢、手和腿的功能。也能提供技术和装置对已经遗失说话能力的患者继续维持和外界的交流。

● 五、恐惧和现实

良好的营养支持可以减缓进一步的肌肉无力，而且维持肌肉力量以支持呼吸。目前有很多方法为肌萎缩侧索硬化提供营养支持。

非侵入性通气已经革命性的改变了肌萎缩侧索硬

化呼吸问题的处理方案，使得患者能和气管切开时一样维持生命。

2011年美国食品药品管理局批准呼吸肌深部刺激仪进入临床使用，为肌萎缩侧索硬化患者提高生活质量及延长生命提供了新的手段。

许多肌萎缩侧索硬化患者有可能最终和其他所有人一样因心脏病发作终止生命，而非肌萎缩侧索硬化本身。

和其他任何严重的慢性疾病一样，大多数肌萎缩侧索硬化患者会有焦虑和忧郁症。这些症状都需要药物治疗心理抚慰。

有少数肌萎缩侧索硬化患者常常会有疼痛症状。肌萎缩侧索硬化疾病本身不引起疼痛，但肢体的无力、瘫痪和活动受限会造成疼痛。可采取一些措施预防疼痛，如保持全身的关节尽可能活动和物理治疗，另外避免损伤是患者和家庭成员要注意的重要方面。如果患者确实出现疼痛，适当热敷和按摩都是有效的。药物也可减轻患者的疼痛。

大多数肌萎缩侧索硬化患者均平静地故去。许多患者和家属都对窒息非常恐惧，但实际上不会发生，除非有肺部感染和呼吸道不畅。如果确实有呼吸不畅的问题，临床有许多方法应对这一问题。

为了保证临终时候没有疼痛或焦虑，保护患者的尊严，患者和家属应一起提前与主治医生和护士讨论在意外事件中的治疗选择。患者可决定采取或不采取哪些干预措施，如是否插鼻饲管或经皮胃造瘘直至气管切开。

六、医务人员的角色

肌萎缩侧索硬化专家的工作除了为患者提供准确的诊断，对患者长期随访治疗外，还要为患者提供客观的诊治信息、关爱和教育等服务，通告国内外最新研究进展等。

国内有数家肌萎缩侧索硬化专病门诊。肌萎缩侧索硬化专家可为患者提供诊断及治疗服务，但其他各类医护人员都能帮助肌萎缩侧索硬化患者克服疾病带来的不便。

有些患者因为地域的关系，在当地就医更方便。应该在当地找到一个对肌萎缩侧索硬化熟悉的神经科医生或社区医生，他要了解肌萎缩侧索硬化及可能的进程。确认肌萎缩侧索硬化诊断后，大多数神经科医生可为患者做许多工作：制定可选择的改善症状的治疗方法、限制并发症的发生、帮助患者保持积极的态度和斗志、提供心理上的帮助、鼓励和促使患者和家庭做出决策、解释一些医学术语和处理疾病相关并发症的技巧、通过评估患者特殊的需要和利害关系找到解决问题的方法。

要根据当地医疗资源的情况，尽早寻求康复治疗师的帮助。由他们负责制定康复策略，使肌萎缩侧索硬化患者以安全、有效的方式继续工作和生活。康复治疗师可以提供下列几个方面帮助：评定细微运动功能（例如手的使用）；帮助选择合适的增强运动和交流功能的设备及任何需要的辅助装置；指导练习提东西和传递东西时正确地运用身体；指导患者、家属和护理人员使用辅助设施；教授保存体力的技巧；帮助进行呼吸训练。

为尽可能保证患者的生活质量，营养师应通过制定安全合理的食物，防止患者发生威胁生命的营养不良。营养师要评价患者自己进食或控制食管进食的能力、营养状况和目前的摄入量，并对下列措施提出建议：适当改变食物的结构和组成、准备食物的正确方法、对不易处理的食物找出替代品、合理的饭量和间隔、改善营养不良的方法等。

第二节　给新患者的五个忠告

本文所指新诊断的肌萎缩侧索硬化患者指得知诊

断半年内的患者。在确诊肌萎缩侧索硬化之前，通常有 12 个月左右的时间间隔，这时患者发病 1 年半左右，这意味着患者处于疾病的早中期。

● 一、宽容自己

当医生告诉你可能患肌萎缩侧索硬化，你也了解了肌萎缩侧索硬化一些基本情况时，你的第一反应可能是震惊和恐惧。当我们听到如此可怕的消息时，情绪波动是正常的。允许你否认、伤心、愤怒，但不要责备自己。你对自己要宽容。随着疾病的进展，有些不好的感受反复出现是自然和不可避免的。尽快冷静下来对你非常重要。

● 二、多与家庭和朋友相处，多接触其他病友，找机会帮助其他人

许多患者可能想要帮助但不知道该如何寻求。这时患者应尽早坦诚地公开自己的疾病，并和你的家人及朋友讨论你的处境，这对各方都有好处。

你的要求可能包括协助吃饭、跑腿、做杂事、做家务或去看电影，说出来让家人和朋友为你安排，要让家人和朋友多参与并习惯于帮助你。为自己建立一个支持网络将对你极有帮助。你能帮助自己的最好方法之一就是帮助其他患肌萎缩侧索硬化的病友。和其他患有肌萎缩侧索硬化的患者交往将会丰富你的生活，

了解其他病友的情况对你选择治疗有百益而无一害。

　　● **三、熟悉疾病，掌握你自己治疗的主动性。**

　　肌萎缩侧索硬化使人感到无助。学习所有有关疾病的常识，包括辅助治疗及有可能减缓疾病发展的药物以及现在的研究现状，均能帮助你。谨慎选择你长期就诊的医院。一定要确定在了解了疾病本身的特点后，你想要什么结果。要和你当地的神经科医生讨论你的治疗方案。提出疑问，如果他不能耐心地回答（或者研究）你的全部疑问或他对这个病不感兴趣，你可以再找其他医生。别忽视你对治疗的选择。

　　建立和国内大医院肌萎缩侧索硬化或运动神经元疾病专病门诊的联系是你获取疾病知识的途径。也许你不在北京，也许你的日常治疗在当地医院，但明确的诊断应该在这些专病门诊得到确定。争取每 3 个月，最多不要超过半年，随诊 1 次。这些门诊看的患者远较其他医院多，而且这些门诊的专家重视这些病，对肌萎缩侧索硬化有许多的经验。他们对肌萎缩侧索硬化患者采取多学科的处理方式，提供的每种措施大多经过临床验证，这在疾病的每个阶段都会对你有帮助。

　　利用网络了解疾病常识是一个非常简捷的途径，但需要一定文化水平和鉴别能力。

● 四、为你的健康尽你所能，重塑积极的思维方式

改善你的饮食，戒烟，练气功，得到充足的睡眠，摄取有益的维生素。每一点努力都会从身体和心理上有助于患者。和任何一个处于逆境的情况一样，维持积极的态度需要练习，但它值得去做。有研究表明积极心态不只会改善片刻的体验，也能改善身体对疾病的抵抗力。你一定要相信，全世界正在进行许多研究，随时有希望有所突破。

● 五、做自己一直想要做的事物，不要留遗憾，努力停留在曲线之前

如果经济条件允许，抓紧和家人去国内外旅游、写书或其他想做的事，无论是什么，尽管去做吧。因为在数月之后，你可能不能再做这些事。

当你开始出现走路困难的时候，即使你仍然能走，也要准备一个轮椅。在你体重减轻之前，使用喂食管。也许没有明显的呼吸困难，但尽快在晚上使用双水平正压通气机（BiPAP）获得无创的呼吸支持以保障充分的氧气供应。

积极地提前采取这些措施，你就会处于主动。

听从这一劝告的患者没有人会为提早做这些事物感到遗憾，大多人总是后悔做得太晚。

第三节　提高生活质量的工具：
胃管与呼吸机

肌萎缩侧索硬化患者及家属常常需要在患者的临床治疗方面做出非常困难的决策，包括以下最常见的两种：即当患者咀嚼和吞咽困难时是否使用喂食管以及自主呼吸困难时是否使用呼吸机。如果患病数年，家人可能会忽视了患者将来可能发生的并发症；有时病情进展比较缓慢，也很容易忽视病情即将恶化的先兆症状。在这些问题发生之前尽可能多地了解疾病知识并讨论，这将有助于避免在危险情况发生时被动地做出仓促决定。

● 一、营养与喂食管

肌萎缩侧索硬化患者随着病情的进展，咽喉部肌肉会逐渐停止正常工作。这样可能导致吞咽困难、窒息、呛咳或呼吸困难。当患者吞咽困难时，通常会吃得更少，因此不能摄入足够的营养。吞咽时发生呛咳的危险就是食物会被吸入肺里。窒息可能也会引起呕吐，使部分胃内容物进入肺。所有这些可能性都会导致吸入性肺炎，它是由被食物或胃内容物损伤的肺组织遭到细菌感染时而引起的。吸入性肺炎通常需要住院并接受抗菌药物治疗。在住院期间，患者可能要通过鼻胃管接受流质食物。如果吞咽困难持续存在，医生会向家属建议使用经皮胃造瘘（PEG）管。使用经皮胃造瘘管需要通过手术将管子直接经腹部插入胃内，然后在白天和（或）夜间通过多次"喂食"将食物喂给患者。这种供给食物的方法可以人工通过注射器供给，也可以使用机器（输液泵）将液体通过经皮胃造瘘管点滴入胃里。不管患者有没有使用喂食管，都可以练习吞咽技巧，降低误吸的可能。家属也可以为患者做一些半流质（容易咽下的食物，例如小麦粥、土豆泥、浓汤等），不要做稀薄的流质食物或者需要咀嚼的食物，这样也可以对患者有帮助。有些患者觉得正常进食很难舍弃，非常怀念品尝味道和进餐的感受。这样的话，即使需要通过喂食管接受基本的营养支持，也可享受进食少量食物的乐趣。大量研究证明，喂食管可以帮助预防疾病并发症并延长生命。在肌萎缩侧索硬化的治疗中，喂食管应作为常规治疗方法的一部分，因为在临近疾病晚期，吞咽功能大多都受到影响。

　　由于各自情况和条件不同，患者及家属的选择不同。在患者已处于疾病的晚期时，如果家属选择不插喂食管，表明患者和家属已经做出甘愿接受死亡的——决定。但这种决定并不意味着要把患者饿死。医生会采取一些措施使患者感到舒适。许多患者仍然可以在这段时间内享用食物。但是如果患者出现吞咽困难和频繁呛咳，反复发生吸入性肺炎的可能性就会增加。如果患者完全不能进食，也不使用喂食管，从人道主义的角度要选择静脉营养，品种的选择要视患者及家属的经济状况而定，但通常维持时间均不长。医生通常会向家属交代，在生命将尽时，静脉输液能延长的是死亡过程而不是延长患者的生命。

● **二、呼吸困难，肺炎与呼吸机**

患者或家属要面临的另一个选择是怎样处理呼吸困难。随着疾病的发展，肌萎缩侧索硬化患者呼吸肌进行性萎缩无力，逐渐出现呼吸困难和呼吸衰竭。晚期肌萎缩侧索硬化患者通常靠呼吸机辅助呼吸。呼吸衰竭是肌萎缩侧索硬化患者最常见的直接或间接死亡原因。

目前有两类呼吸机，一种是无创通气呼吸机，大多采用双水平正压通气机。它可设定呼气压力及吸气压力，在呼吸的整个过程中，气道内始终保持一定的正压，可以防止肺泡萎缩。这类机器体积小，噪声小，患者易于接受。

当疾病进一步恶化，无创机械通气就不能满足患者的要求。这时应考虑进行气管切开机械通气即有创呼吸机。

许多肌萎缩侧索硬化患者最终都死于肺炎。肺炎是累及肺脏的感染性疾病，可以使患者感到呼吸困难，引发疼痛、神志混乱和呼吸衰竭。由吞咽困难引起的吸入性肺炎属于细菌性肺炎，抗菌药物可以治疗。有些患者在这种情况下病情可以缓解，另一些患者则可能在1~2个星期死亡。患有肺部感染的患者，可能的治疗方法之一就是使用有创呼吸机。有创呼吸机也是一种帮助患者呼吸的机器，通常在医院内使用。使用有创呼吸机需要经患者的咽喉插入1根导管或者需要进行气管切开术（在咽喉部位切开）。患者接上呼吸机后，一般事先不知道是短期使用还是长期使用。治疗肺部感染时，通常只需短期使用呼吸机，然后患者可以脱机，并恢复自主呼吸。但是，有些患者十分虚弱或者病情不断加重，以至于再也不能恢复自主呼吸。那时，患者就面临着在有生之年只能靠呼吸机维持生命的可能。即使是那些没有与其他人商议过有关生命尽头决策问题的患者也会表露出不愿意依靠机器维持生存的愿望，一般情况下他们所指的机器就是呼吸机。当患者不能恢复自主呼吸时，患者和家属将不得不做出是否继续使用呼吸机的决定。做出停止使用呼吸机的决定是十分困难的，而且这样做家属会觉得自己做出了杀害患者的决定。但是，正如使用人工营养一样，使用呼吸机也是一个有关生存质量的问题。对某些患者来讲，在这种情况下维持生命是不可接受的。有一种办法可以使患者和家属在做出这一决策时不那么困难，那就是在一开始就选择不使用呼吸机治疗。患者可以通过签署文件说明，并与医生和家人商议，使他们了解自己这一愿望。即使已经做好充分计划，患者及其家人也常常必须紧急情况下做出决策。做出延长生命的决策是一种自然的或本能的反应。但是，生存质量也是应该考虑的重要问题。

● 三、何时、如何做出这些决策？

肌萎缩侧索硬化各个类型的进程并不相同，了解所患疾病的有关情况可以帮助患者做出决策。当患者了解了可供选择的治疗方案和可能产生的后果时，就可以做出符合自己愿望和价值观的决策。明确诊断后，患者及其家人应该在疾病的早期阶段即讨论这些决策问题，因为此时患者还可以让家人了解自己对这些决策的想法，而这在紧急情况下很难做出。在患者开始出现呼吸困难、吞咽困难和频繁呛咳时，就该是家属和患者与医生一起商讨处理可能出现的状况的时候了。

第四节 一个患者的人生智慧

莫里·施瓦茨，社会学教授。患肌萎缩侧索硬化，接受一家电视台采访时，被 16 年前的一位学生，当今的作家、记者米奇偶尔看到，学生匆匆赶来看望即将离世的老师，而老师则宣布要给这位学生上最后一门课。于是每星期二学生赶到病床前去上课。课讲授了14 个星期，最后一堂是葬礼。老师谢世后，学生把听课笔记整理后交付出版，题目叫《相约星期二》，引起了全美国的轰动，连续 44 周名列美国图书畅销排行榜。主人公是肌萎缩侧索硬化患者，书中启示多多，对患者、对家属、对医生及每个人。国内由上海人民出版社出版，余秋雨先生作序。现摘录部分精彩片段如下。

● 一、健康心态

米奇听课时，需要先与理疗师一起拍打他的背部，目的是要拍打出肺部的痰，以免影响呼吸。学生用拳头一下一下重重地叩击病危老师裸露的背，没想到被砸的老师喘着气说："我……早就知道……你想……打我……!"学生接过老师的幽默，说："谁叫你在大学二年级时给了我一个 B! 再来一下重的!"

对于别人的照顾，开始他觉得不便，但很快又释然了，说：我感觉到了依赖别人的乐趣。现在当他们替我翻身、在我背上涂擦防止长疮的乳霜时，我感到是一种享受。一切都显得习以为常了。这就像回到了婴儿期。有人给你洗澡，有人抱你，有人替你擦洗。对我而言，这只是在重新回忆起儿时的那份乐趣。

● 二、哲理

健康心态足以化解一切人生悲剧，然而作为教师，他把这种化解上升为课程。他对学生说，有一个重要的哲理需要记住：拒绝衰老和病痛，一个人就不会幸福。因为衰老和病痛总会来，你为此担惊受怕，却又拒绝不了它，那还会有幸福吗？他得此结论：你应该发现你现在生活中的一切美好，真实的东西。当我是个孩子时，我乐于做个孩子；当我应该是个聪明的老头时，我也乐于做个聪明的老头。

● 三、死亡

死亡是一种自然，人平常总觉得自己高于自然，其实只是自然的一部分罢了。那么，就在自然的怀抱里讲和吧。有天莫里设想着几天后死亡火化时的情景，突然一句玩笑把大家逗乐了："千万别把我烧过了头"。

● 四、享受真正人生

临终前几天，与学生讨论，如果他还有一个完全健康的一天，最满意的安排是这样的：早晨起床后晨练，吃一顿可口的、有甜面包卷和茶的早餐。然后去游泳，请朋友们共进午餐，只请一两个，可以谈他们的家庭、谈他们的问题、谈彼此的友情。然后会去公园散步，看看自然的色彩，看看美丽小鸟，尽情地享受久违的大自然。晚上，一起去饭店享用上好的意大利面食，也可能是鸭子——他喜欢吃鸭子——剩下的时间就用来跳舞。会跟所有的人跳舞，直到跳得精疲力竭。然后回家，美美地睡上一个好觉。学生听了很惊讶，连忙问："就这些？"莫里回答："就这些。"不可能再有的一天，梦幻中的24小时，居然不是与意大利总统共进午餐，或去海边享受奇异和奢侈！但再一想，学生明白了：这里有一切问题的答案。如果就个人真正需要而言，一切确实不会太多，如此而已。和意大利总统的午餐，奇异和奢侈，全是个人实际需要之外的事。在无情地破除一系列自我异化的物态追求之后，自私因无聊而受到嘲弄；真正的自我在剥除虚妄后变得既纯真又空灵，自我与他人的关系，与社会的关系放到了人生追寻的中心。

第五节　正确对待疾病

● 一、如何对待肌萎缩侧索硬化诊断

和许多患其他重病的人一样，肌萎缩侧索硬化患者常感到很矛盾。是保持盲目乐观的态度回避肌萎缩侧索硬化不断加重的事实，还是接受确实患了严重疾病这一事实。如何面对肌萎缩侧索硬化的诊断因人而异。清楚地了解病情与疾病做斗争是一些患者采取的态度，而另一些患者愿意回避，家人也愿意隐瞒病情。不治之症可以使健康的家庭更加巩固，也可以使已经脆弱的家庭破碎。它可能会给某些患者带来未曾预料的益处，对另一些患者可能会激惹他们难以控制的情感。

肌萎缩侧索硬化患者的生活是一个缓慢死亡的过程，也是一个使生活更加丰富的机会。如果你选择丰富生活，那就会有许多种形式。这完全因人而异。你可以发展家庭和朋友间的亲密关系，与能理解你的经历的人交朋友，与许多病友交朋友；学习使用计算机，学习如何通过互联网与别人交流；学会欣赏你周围的万物，欣赏以前视为当然的事物；读书、听音乐，了解更多的精神寄托。这些方法会不断增加。它不可能

包括你想做的每一件事，但足以给你一个丰富而满意的生活。这完全取决于你的态度和创造力。

对生活的希望、信念、热爱和强烈的愿望不是永生的承诺，它是人类与其他有生命的物种不同的唯一证据，即使是在残酷的环境下，它会给我们提供不断成长的机会。时钟只能测量我们能活多长时间，重要的是活得有意义。死亡不是生命中的最终悲剧。

● 二、告知真相

应该告诉亲密的朋友和亲戚（包括孩子）真相。对大多数患者来说，不知道发生了什么比知道真相更糟糕。了解正在发生的事情也比较容易让人们提供支持和帮助。当需要帮助时，不要害怕请求帮助。人们经常不知道说什么或做什么对你有帮助。大多数人，特别是亲戚，很愿意帮忙。把你的情况告诉其他人通常意味着你要发现谁是真正的朋友。

无论是患者还是健康人在不同时期的情绪是几种或全部情绪的结合。下面列出的是大多数患者对待疾病在不同时期所表现出的情绪。重要的是，任何人对任何一种感觉都不要内疚。有这些感觉是很正常的。

基本情绪：好奇、希望、怀疑、失落、预期的痛苦、内疚、失去信赖、自制、自责。

长期的情绪：坚持、希望、热爱、对生命的价值和其他人的感激、悲伤、内疚、孤独、嫉妒、烦恼、绝望。

　　记住，每个人都有权利把自己放在第一位。有犯错误的权利，有自己的意见和信念，有权改变主意或按不同的行动方式做决定，有权防止不公正的对待或批评。

● 三、面临挑战

　　承认得了肌萎缩侧索硬化并不意味着放弃。面临的第一步就是要想一想今后的生活应该怎样度过。可以计划很多事，这将帮助你继续完成人生，让你享受生命。要积极地而不是平庸地度过一生。假装一切都会好的，或者想象肌萎缩侧索硬化不是非常严重，这些都是不理智的。

　　不必总是生活在疾病的消极状态中。肌萎缩侧索硬化患者中有20%活过5年，但将近10%的患者超过10年或更长。现代神经病学的研究正在稳步地发展，谁也不知道什么时候会取得突破。这些都给了我们希望，而希望是生命的重要部分。你必须努力在希望和现实之间找到正确的平衡，尽管这不是一项容易的事情。

　　与肌萎缩侧索硬化抗争是一个不断变化的挑战过程。它是一种退化性疾病，速度大多是可预测的。但也许某些情况下似乎达到了高峰，有时在一段时间内又似乎像停止了。也可能以一种速度或快或慢地稳定发展。不管损害的速度怎样，患者都应该尽可能保持活动，但不要造成肌肉疲劳。关注你能做什么，而不是你不能做什么，认识到这一点对你是有帮助的。

● 四、知识与生活质量

虽然还没有什么药能治愈肌萎缩侧索硬化，但有一些医学方法和手段能帮助你尽可能保持积极、独立的生活。这些治疗有助于你和你的家庭生活幸福。这些治疗方法在本手册各个章节会详细讨论。大多数治疗方法的成功都取决于患者的意愿，取决于他们能否与照料者和医生坦诚地交流。

● 五、寻求帮助

在得知你得了肌萎缩侧索硬化时，有的医生可能会说他们帮不了什么忙。事实上，他们能有帮助，只是不知道怎么帮。

要求你所在城市的社区医生、内科医生甚至神经科医生懂得肌萎缩侧索硬化的所有细节并不现实。你也许不在北京、上海等有肌萎缩侧索硬化专病门诊的城市，由于地域限制，你也许没有条件定期去这些肌萎缩侧索硬化专病门诊。但你可以在当地医院寻找和培养可以将来帮助自己的医生。对内科及神经科医生来讲，掌握肌萎缩侧索硬化的有关知识并不难。

你可以给自己的社区医生送一本《肌萎缩侧索硬化手册》，便于他们掌握有关信息。你需要找一位固定的医生，讨论你的病情，看看他能否适合为自己看病。

● 六、财务计划

在确定得了肌萎缩侧索硬化后，你及家庭会面对如何选择药物及治疗方法，力如太、无创呼吸机、经皮胃造瘘术及症状性治疗药物等需要相当大费用，支持设备及家庭改造也需花费。对国内患者来说大多数费用是自费的，如何根据自家的经济条件和病情选择适合于你的治疗方案和设备，需要和医生讨论。有些患者花了巨额费用企图治愈肌萎缩侧索硬化，但却没有采用任何一种经过科学验证的方法。各式各样的干细胞治疗、偏方等耗尽了家里的有限资源，有些患者到专病门诊时甚至已经没有条件服用基本的症状治疗药物如肌松剂、化痰药及止痛药等。

● 七、希望

肌萎缩侧索硬化剥夺了你的肉体，但它不能剥夺你的灵魂。你可以保持自己的理想。当你在做不懈的努力时，并不孤独。家庭和朋友就在你的身边。你还会发现新的朋友。其他肌萎缩侧索硬化患者也愿意一起分享生命的旅程。有许多专业人员会帮助你。

肌萎缩侧索硬化患者仍然是社会上有价值的人，你可以通过你相信的人类价值观继续为你的家庭和朋友做出贡献。你能继续在教育子女、提供家庭支持上发挥作用。由于肌萎缩侧索硬化患者都有强烈的兴趣，你所选择的可做的事情要超过上一代人能做的事，而且还在不断增加。

附：勇敢面对死亡

● 一、死亡与文化理念

大多数人不愿意谈论死亡的话题。如何对待死亡深受个人文化背景的影响。有些文化把死亡看成是受欢迎的灵魂迁移。另一些则认为死亡和再生是一个连续的过程。

在人类的生命历程中，体内的细胞新陈代谢及不断死亡是持续存在的。虽然随着年龄的增加，学识、智力和精神不断丰富，但成年后其实意味着衰老，体力及精力不断减退，逐渐不如从前。在患肌萎缩侧索硬化之后这种细胞死亡加速了，尽管肌萎缩侧索硬化从病理角度局限于运动神经元的丢失，但造成的后果有时直接危害生命。

当身体活动受限，集体活动减少时，也许有更多的时间思考，能把死亡看得很平静。

　　虽然谈到死亡患者会感到不舒服，但必须作出一些重要的、不能回避的决定。在死亡临近之前最好讨论和计划好这一决定。

　　● **二、实际计划**

　　随着肌萎缩侧索硬化病情的不断发展，有许多实际问题需要解决，有一些事需要做安排。有些人必须面对经济变化、遗嘱、葬礼的安排以及有价值的物品和财产分割诸项事宜。对一个家庭来说，公开地谈论这些事情非常困难，但如果你本人提出这些问题，负责合理地制订计划，采取行动，对家庭就容易多了。

　　对这些实际问题不充分的交流和计划，就会使你的家庭成员在不了解你的意愿的情况下被迫做出决定，这也能引起不必要的经济纠纷及医疗方案混乱（如在紧急情况下是否进行气管切开）。

　　● **三、在何处去世**

　　国外研究资料显示大多数肌萎缩侧索硬化患者更愿意在家里平静地离去，我国还没有相关的研究资料，尚无法准确阐述中国肌萎缩侧索硬化患者对在何处去世的选择倾向。

　　但就你个人来讲应该在还能够表达的时候，就这一愿望与家人交换一下意见。有许多因素可能影响选择，也可能不允许按个人意愿做，其中包括家人无法处理经济问题，感情上承受不了，照料者筋疲力尽，呼吸问题或在家里不能够得到医疗服务等。

第二章　肌萎缩侧索硬化基本知识

第一节　肌萎缩侧索硬化概述

● 一、什么是肌萎缩侧索硬化？

肌萎缩侧索硬化的英文名称是 amyotrophic lateral sclerosis，ALS

a＝absence of 意思是：缺乏

myo＝muscle 意思是：肌肉

trophic＝nourishment 意思是：营养

lateral＝side（of spine）意思是：（脊髓的）外侧

sclerosis＝hardening 意思是：硬化

● 二、发现该病有 100 多年历史

法国神经科医生马丁·夏科（Jean-Martin Charcot）于 1874 年首次报道了该病的全部特征。肌萎缩侧索硬化是一种神经退行性疾病，大多数人认为是由于神经细胞的不断死亡造成的。同一类的疾病有帕金森病、阿尔茨海默病及亨廷顿病等。

肌萎缩侧索硬化也叫运动神经元病（motor neuron

disease，MND），后一名称英国常用。法国又叫夏科
（Charcot）病，而美国也称卢伽雷（Lou Gehrig）病。
我国通常将肌萎缩侧索硬化和运动神经元病混用。

● 三、发病年龄及发病率

肌萎缩侧索硬化虽然大多数发病年龄在 40~70
岁，但也有年龄更大或十几岁的青少年发病。按照国
外（4~6）/100 000 的患病率，中国应有 6~8 万名患
者。在台湾，这类患者又被称为渐冻人。

● 四、发病部位与机制

该病主要侵犯患者的运动神经元系统，也是为什
么又叫运动神经元病的原因。运动神经是神经系统的
重要连接组织，大脑通过它来控制全身的肌肉运动。
低位脊髓（主要腰段）内的运动神经元控制腿和脚的
肌肉；高位脊髓（主要颈段）内的运动神经元控制胳
膊、手及手指的肌肉；脑干内的运动神经元控制说话、
吞咽和咀嚼。

一般而言，身体的运动神经元分两大类：上运动
神经元、下运动神经元。

上运动神经元具体包括皮层运动神经元及皮质脊
髓束和皮质脑干束（图2-1）。上运动神经元发生问题，
会产生肌肉僵直，反射增强。临床上表现出来的症状
使得患者走路时，步履发僵，无法协调。因为反射增

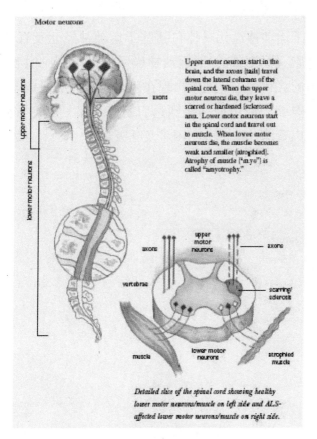

图 2-1 上运动神经元

强，有时患者的膝盖会一直抖个不停，这些都是上运动神经元的症状。

　　下运动神经元具体包括脑干运动神经元及脊髓前角细胞（图2-2），下运动神经元损害则以肌肉萎缩，无力的症状为主。通常出现在手掌、指间的肌肉萎缩，虎口萎缩，慢慢地恶化到达肩膀、颈部、舌头、吞咽的肌肉萎缩，造成吞咽困难及呼吸衰竭。

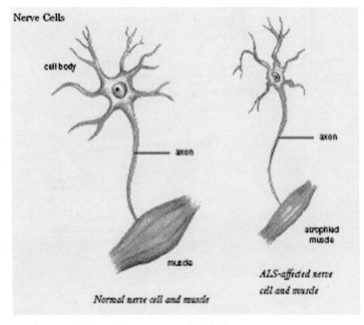

图2-2　下运动神经元

肌萎缩侧索硬化不影响视觉、听觉、味觉、嗅觉和触觉，一般情况下也不影响思维、眼部肌肉、心脏、膀胱、内脏或性行为的肌肉。也不会接触传染。

第二节　肌萎缩侧索硬化的分类

在国内外医学文献中"运动神经元病"（MND）用于描述主要为运动神经元或前角细胞损害的一组或多组不同的疾病。如果各种名称的使用者不明确定义，常易混淆。有时运动神经元病一词概括了所有的前角细胞疾病，包括婴儿型或青年型脊髓性肌萎缩症和主要为上运动神经元损害的皮质脊髓变性。而有时它仅代表成年发病的、原发的、致命性的前角细胞疾病。

运动神经元病的特点是渐进性肌肉无力和萎缩（肌肉日渐消瘦）。可出现在任何年龄的成年人。有几种类型的运动神经元病，目前普遍承认的观点认为肌萎缩侧索硬化（ALS），进行性肌萎缩（PMA）和进行性延髓性麻痹（PBP）是一种疾病的不同亚型，而另一型原发性侧索硬化（PLS）比较罕见，须由尸检证实，也可归于运动神经元病。

如果只有上运动神经元受损，就称为原发性侧索硬化症。

如果只有下运动神经元受损，就称为脊髓性肌萎缩或进行性肌萎缩，脊髓性肌萎缩是一种常染色体隐性遗传性疾病，儿童发病多，成年后发病少，近端对称性无力明显。进行性肌萎缩多为成年起病，发病不对称，近端及远端均可发病。有些作者认为进行性肌萎缩无论从临床表现及预后都可以看成一个独立的疾病，但其与肌萎缩侧索硬化电生理的表现差异之小，常难以区分。而且如果对进行性肌萎缩症或进行性延髓性麻痹进一步检查就会发现它们也存在上运动神经元的损伤，尸检证明只有下运动神经元损害的进行性肌萎缩很少。近年的研究又归纳出许多特殊类型如连枷臂综合征、连枷腿综合征等，但倾向于是肌萎缩侧索硬化亚型，是具有不同临床表型的同一疾病。

如果上、下运动神经元均受损，就称为肌萎缩侧索硬化，这是运动神经元病最常见的形式。

更有一些医生用"运动神经元疾病"（MNDs）指除原有 MND 以外的其他主要损害运动神经的疾病如痉挛性截瘫，平山病、肯尼迪病以及脊髓性肌萎缩（SMA）。

目前国内分类尚无统一的认识，一般参照国外文献的某些分类方法。我们倾向用运动神经元疾病这个定义较广的疾病名词下进行具体分类。

本手册提到的运动神经元病和肌萎缩侧索硬化是同一疾病，后者按国际神经病学联盟 1998 年诊断标准诊断，有可能涵盖经典型肌萎缩侧索硬化、进行性肌萎缩、进行性延髓（球）麻痹及原发性侧索硬化。

运动神经元疾病包括了损害运动神经元的疾病所有其他疾病，如包括肌萎缩侧索硬化、进行性肌萎缩、原发性侧索硬化、进行性延髓（球）麻痹、脊髓性肌萎缩、痉挛性截瘫、多灶性运动神经病、平山病及肯尼迪病等多种类型。

肌萎缩侧索硬化中最常见的类型是散发性肌萎缩侧索硬化。另外大约有 20% 的患者与遗传有关，属于家族性肌萎缩侧索硬化。在西太平洋地区（关岛、日本的 Kii 半岛、巴布亚新几内亚）曾出现异常的高发病率。对关岛肌萎缩侧索硬化患者的进一步研究结果表明高发病率是由于饮食中含有特殊的有毒物质（如铝、苏铁素）。随着这一地区的西化，所依赖的传统食品减少，肌萎缩侧索硬化的发病率出现降低的趋势。

第三节　肌萎缩侧索硬化病发展过程

● 一、疾病开始期

患病初期可能手突然无法握筷子，或走路偶尔会无缘无故跌倒，有的由声音沙哑开始，无任何明显症状。此时需要做肌电图、神经传导速度、磁共振等必要检查，以确定诊断。

二、工作困难期

此期已明显手脚无力，甚至萎缩，生活虽尚能自理，但在工作上已发生障碍，此时需多休息，以免病情加重。应由医生评估，提供必要康复训练。

三、日常生活困难期

病程进入中期手或脚，或手脚同时已有严重障碍，生活无法自理，如无法自行走路、穿衣、拿碗筷，且言语表达已有不清楚。

四、吞咽困难期

病程进入中晚期，说话严重不清楚，四肢几乎完全无力，进食时连流质食物均易呛到，若不插鼻胃管喂食，常导致吸入性肺炎。

五、呼吸困难期

患者出现呼吸困难，可选择双水平正压通气机BiPAP或气管切开。如果选择气管切开术，就再也离不开呼吸机了，需住医院或居家全程护理。

以上病程并非所有患者固定的进展模式，每位患者的病程各有不同。

第四节　肌萎缩侧索硬化病因及发病机制研究

● 一、病因

肌萎缩侧索硬化的病因至今不明。20% 的病例可能与遗传及基因缺陷有关。另外有部分环境因素，如重金属中毒等，都可能造成运动神经元损害。产生运动神经元损害的原因，目前主要理论有：

1. 神经毒性物质累积。谷氨酸堆积在神经细胞之间，久而久之，造成神经细胞的损伤。

2. 自由基使神经细胞膜受损。

3. 神经生长因子缺乏使神经细胞无法持续生长、发育。

● 二、发病机制研究

自马丁·夏科医生首次完整地描述肌萎缩侧索硬化至今已经 1 个多世纪了。从那时开始，虽然关于肌萎缩侧索硬化病因的理论很多，但经科学研究试验后发现有效的极少。目前存在几种肌萎缩侧索硬化病因的理论，研究人员相信该病是多种原因共同导致了运动神经元的损伤。如果了解了致病途径，人类就会最终了解肌萎缩侧索硬化。通过这些研究，一定能够发现有疗效的治疗方法。本节着重阐述这些理论，以便理解肌萎缩侧索硬化。

1. 环境理论 20世纪40年代中期到50年代，在西太平洋关岛和日本纪伊半岛发现肌萎缩侧索硬化发病率极高，归因于食物中毒。生活在这一地区的人缺钙，而土壤和水中铝的含量很高；因此推论是由于铝中毒导致的。后来的动物试验证实，在缺钙、缺镁的动物食品中加进铝，就会产生与肌萎缩侧索硬化非常相似的症状。

另外，摄入掺入假冒西米的苏铁类物质，或使用这类物质制成的药膏都是在西太平洋地区引起异常高发病率的环境因素。然而，这一地区文化的西化改变了饮食和医疗，使这一地区的发病率下降到接近北美的比例。这一重要发现表明：在易感人群中，某些食物毒素会导致肌萎缩侧索硬化。虽然散发性肌萎缩侧索硬化患者中还没有证据说明这一过程，但全世界范围内的流行病研究一直把环境作为一个重要因素。

2. 肌萎缩侧索硬化的遗传变异 肌萎缩侧索硬化患者有5%～10%是遗传的。有肌萎缩侧索硬化家族史的患者中，15%患者体内的一种主要细胞酶不正常，这种细胞酶叫做铜锌过氧化物歧化酶（SOD1）。虽然最初研究者认为只是这种异常就足以说明肌萎缩侧索硬化的病因，但现在越来越清楚地证明在所有携带这种基因异变的人中，单一SOD1功能异常并不足以引起肌萎缩侧索硬化。另外，除了SOD1异常而外，也发现其他异常遗传因子，某些运动神经疾病的细胞膜末梢有损伤与肌萎缩侧索硬化很相似［例如肯尼迪（Kennedy）病］。

3. **自由基理论**　所有细胞都会产生有害的新陈代谢（这就像汽车排出的废气对患者及乘客来说都是有害的）。细胞中，这些废气（自由基）对氧有破坏作用。在正常条件下细胞利用氧与疾病斗争。然而，过量产生氧自由基会导致细胞损伤和死亡。正如上面讨论的，SOD1基因的突变会产生过量的自由基，从而造成神经损伤。目前已证明肌萎缩侧索硬化患者体内过量的蛋白质都会被神经细胞内的氧自由基破坏，可能是神经细胞结合了过量的自由基，也可能是不能排出正常产生的自由基。

4. **免疫理论**　很少有证据显示肌萎缩侧索硬化是由于免疫系统异常造成的。但神经系统对神经细胞损伤具有免疫反应，这种反应有利于移走受损区域的残骸，但也可能导致进一步的损害。最近，研究人员进一步了解到肌萎缩侧索硬化患者中枢神经系统的免疫反应范围。认为肌萎缩侧索硬化与其他神经退化性疾病如帕金森症和阿尔茨海默病相似，有一个明显的免疫反应区，由小神经胶质细胞传递，对运动神经产生进一步的损害，使病症继续发展。

5. 神经生长因子缺乏理论 这些对人类运动神经的生长和维持起重要作用的神经营养因子，对患有各种运动神经损害的老鼠有延长运动神经生存的作用。虽然还不清楚神经营养因子缺乏是如何影响人的运动神经，但通过动物试验证明，神经营养因子能够减慢肌萎缩侧索硬化的发展。虽然最初用纤维神经营养因子或脑衍生的神经营养因子所做的临床试验没有改变肌萎缩侧索硬化的进展过程，但可能是由于这些神经营养因子没有进入受损的运动神经。目前正进行的临床试验试图解决这一问题，方法是将神经营养因子直接注入脊髓或者加大剂量（例如像治疗糖尿病那样通过注射胰岛素）。除了这些研究以外，能够使运动神经细胞再生的新型神经生长因子还在继续研究［例如胰岛素样神经营养因子（IGF-1），睫状神经营养因子等］。

6. 神经元蛋白及神经微丝的新陈代谢异常 肌萎缩侧索硬化中运动神经元损坏的特征就是神经微丝的堆积，神经微丝是维持正常的神经结构和状态的主要蛋白质。神经微丝新陈代谢异常导致发病，并出现肌萎缩侧索硬化的所有症状。将老鼠的神经微丝蛋白质结构完全改变或表达过量，神经细胞内神经微丝数量的变化就会导致类似肌萎缩侧索硬化的表现。

7. 兴奋性氨基酸毒性理论 神经系统兴奋性氨基酸异常，特别是谷氨酸盐，对引起肌萎缩侧索硬化起着至关重要的作用。过量的谷氨酸能直接破坏运动神经细胞。

第五节 家族性肌萎缩侧索硬化

5%～10%肌萎缩侧索硬化病例为家族性肌萎缩侧索硬化（FALS）。FALS有患肌萎缩侧索硬化的其他家庭成员。FALS是由基因突变或异常造成的。FALS多数是常染色体显性遗传，这意味着FALS患者每次想要一个孩子，孩子就有50%机会继承其异常基因。少数是常染色体隐性遗传，极少数是X-连锁遗传；家族性与散发性肌萎缩侧索硬化两者在临床表现上没有显著的差别。大多数（不是全部）继承异常基因的孩子会发病。应该指出的是，散发性和家族性肌萎缩侧索硬化目前从发病上讲没有明显差别。无论是散发性或家族的肌萎缩侧索硬化，症状和疾病的进展都是一样的。区别只是存在家族史与否。

● 一、肌萎缩侧索硬化的基因突变

到目前为止，有十余种基因被确定与 FALS 有关。约 20% 为 SOD1 基因，这一基因编码被称为超氧化物歧化酶 1 或 SOD1 的蛋白质。正常 SOD1 的主要功能是"清理"或解毒自由基（细胞的新陈代谢的副产品）。1993 年确定异常的 SOD1 为 FALS 的致病基因，它导致蛋白质的功能的损失或减少，使有毒的自由基堆积。然而进一步研究表明，问题不在于蛋白功能丧失，而是获得一个新的和有毒的功能，这仍需要深入的实验研究。现在有 100 多个 SOD1 突变可造成肌萎缩侧索硬化。了解 FALS 中 SOD1 基因的机制有助于了解散发性肌萎缩侧索硬化的发展以及涉及的机制。目前也在进行导致其余 FALS 的基因的鉴定。迄今为止，已有数个位点与肌萎缩侧索硬化关联。

近年来关于该病的遗传学研究中，认为该病与 8 种主要基因相关，以单基因病的方式遗传，符合孟德尔定律。其中研究最多的是 21q22.11 的 ALS1 基因，即 SOD1 （Cu/Zn superoxide dismutase1，铜锌超氧化物歧化酶 1） 基因，另外还有 2q33-34 的 ALS2 基因即 ALSin 基因、ALS3 基因、9q34 的 ALS4 基因、15q12-21 的 ALS5 基因、18q21 的 ALS6 基因、17q 的 FTDP 即 Tau 基因以及 9q21-22 的 FTD 基因。同时也发现一些易感基因作为疾病的易感因素参与疾病的发生。在这 8 种主要基因中，SOD1 可以表现为常染色体显性或隐性遗传，其他表现为常染色体显性遗传的基因是 ALS3、ALS4、ALS6、Tau、FTD；常染色体隐性遗传的基因是 ALSin、ALS5。少数散发肌萎缩侧索硬化患者筛查到 NFH、EAAT2、NAIP、angiogeni、peripherin、HFE、PON1、PON2 和 SPG4 等基因突变点，有待证实。

● 二、肌萎缩侧索硬化的基因检测

人们常常问他们是否应该做家族性肌萎缩侧索硬化的基因检测。由于 SOD1 是最早发现的导致 FALS 的异常基因，目前常用的检测之一就是分析 SOD1 基因是否异常。但只有 20% FALS 和 2%~5% 散发性肌萎缩侧索硬化有 SOD1 基因突变，这意味着两到三成肌萎缩侧索硬化是 SOD1 基因突变引起。

1993 年美国 Rosen 等发现 18 个肌萎缩侧索硬化家系中有 13 个家系检测出 SOD1 突变，迄今为止共发现 139 种 SOD1 突变类型，大多数是错义突变。某些突变具有地域分布和特殊临床表型的规律性，如 A4V 只在北美发现，占所有北美发现突变的 50%，临床表型几乎一致，病情发展快，多累及下运动神经元。而 D90A 欧洲最广泛分布，不同人群有不同的遗传方式，纯合子突变有典型临床表型，病情发展慢。H46R 突变具有相同的首发症状，单侧下肢无力起病，渐波及对侧下肢和较缓慢的病情进展。国际上只有日本人和我国有报道，而欧美多年多家中心均未报道此突变，推测可能为亚裔所特有。

如果没有家族肌萎缩侧索硬化的病史，SOD1基因检测也许不能发现任何有用的信息。即使有家族病史，也可能不是SOD1基因突变造成的。

如果肌萎缩侧索硬化患者做SOD1基因检测，发现明确突变的话，通过产前诊断可减少其他家庭成员患肌萎缩侧索硬化的可能性。如果他或她活得够长，也确实存在某种可能会发展为肌萎缩侧索硬化的突变，其中有50%的机会将突变传递到他或她的孩子。如果在该家庭成员中进行了检测，没有发现突变，受试者就不会得肌萎缩侧索硬化，也不会将肌萎缩侧索硬化遗传给他（她）的孩子。

另一种情况也需考虑，有家族史的肌萎缩侧索硬化患者在SOD1检测阴性（没有SOD1基因突变）时怎么办。肌萎缩侧索硬化依然是遗传性的，因为存在家族史，但它不是由SOD1基因突变造成的。它是由其他某个身份不明的基因造成的。可能需要进一步的检测。这时家庭成员检测SOD1基因突变就毫无意义。理论上可以说每个孩子遗传异常基因机会为50%∶50%，如果该基因被遗传，发生肌萎缩侧索硬化的可能性极高。

在肌萎缩侧索硬化患者进行SOD1基因诊断，可加速临床确诊速度及有助于非典型患者的诊断，并为患者提供预后信息及遗传咨询信息。

特别注意：SOD1基因检测对FALS家庭的影响值得关注。检测结果无论是阳性还是阴性，对家庭成员的生活和情感都有很大的影响。强烈建议没有症状的家庭成员在进行SOD1基因检测之前，和专业人员慎重讨论检测的意义和影响。

由于费用较高，粗略估计完成1例患者全部相关基因（包括SOD1基因、Fus基因、TARDBP基因、ANG基因、Alsin基因、VCP基因等）的检测大概10万元人民币，国内临床尚未常规进行，目前只有SOD1基因检测较多，仅限于科研或有些检测公司收费开展。

目前尚无预防该病的研究及产前诊断的研究。

第六节　肌萎缩侧索硬化知识问答

● 一、肌萎缩侧索硬化基本知识问答

1. 肌萎缩侧索硬化是哪个年代首先被发现的？

19世纪末期由法国巴黎神经学家夏科马丁首先认定肌萎缩侧索硬化为一个特定的疾病。现在法国有时

仍然将肌萎缩侧索硬化称为夏科病。有关肌萎缩侧索硬化研究进展相对缓慢，直到 20 世纪 90 年代，研究工作才取得令人鼓舞的成果。

2. 为什么肌萎缩侧索硬化也称为卢伽雷病?

卢伽雷是美国纽约洋基队著名的棒球选手。卢伽雷是不败的象征，他的绰号叫"铁马"，1939 年 5 月 2 日，他本能的感觉自己身体出了问题，随后离开了球队。几个月后，他被确诊为肌萎缩侧索硬化，两年后去世。肌萎缩侧索硬化在美国通常称为卢伽雷病。

3. 全球有多少肌萎缩侧索硬化患者?

世界范围 MND 的患病率为 0.4/10 万～2.6/10 万；肌萎缩侧索硬化大致患病率为 0.6/10 万～1.5/10 万。全球每年新发肌萎缩侧索硬化病例大约在 1.5/10 万左右。大多数研究表明患病率有随年龄增大而增高的趋势，50～59 岁发病增多，75 岁达高峰，80 岁或年龄更大者患病率又下降。大多数研究显示肌萎缩侧索硬化男性多发，男女比例为 1.2：1～2.6：1，中国目前还没有做过大规模的调查，但以全球患病率折算，中国大陆应该就有大约 6 万～8 万患者。

4. 运动神经元是什么?

肌萎缩侧索硬化是一种特定的神经疾病，由运动神经元功能丢失引起。那些支配患者的肌肉该做什么，控制肢体运动的神经称为运动神经或运动神经元。有时神经和神经元有相同的含义。无法将神经冲动发送到支配肌肉的运动神经，肌肉不正常工作，患者就变得无力。重要的是要知道肌萎缩侧索硬化只影响可以靠意志控制的肌肉，如手臂。肌萎缩侧索硬化不影响人体不能主动控制的肌肉，如心肌，心跳不受肌萎缩侧索硬化的影响。

5. 神经元是什么？

神经元或神经是人体的电线，它们接受某种化学信号，转换成电脉冲，沿神经纤维（轴突），发送脉冲，然后传输到另一个神经或到肌肉。神经细胞有三个主要部分：细胞体，长尾巴（轴突），末梢（末梢分支）（图2-2）。作为大脑的神经细胞体，它接受的化学信息，对其进行处理，转换成一种冲动，向下发送轴突的冲动。轴突就像是在电源线的导线，从一个地方到另一个地方。神经轴突末端，分成数百个分支。这些终端的分支达到了其他神经元的胞体或肌纤维。因此，一个神经冲动传送神经冲动到另一个神经和肌纤维，直到可以进行肢体的运动。这种冲动在身体传递的相对速度超过320km/h。

6. 延髓是什么意思？

延髓是中枢神经系统位于间脑和脊髓的球形区域，

属于脑干的下部，又称球部。1个多世纪前，医生解剖人脑时不知道它的作用，因为它看上去像一个郁金香球茎，就命名为球部。位于脑干的运动神经元控制咀嚼、吞咽和说话。位于球部区域的运动神经元损害，导致所支配的肌肉无力，不协调时，就可诊断假性延髓性麻痹或进行性延髓麻痹。

记住，不是每个肌萎缩侧索硬化患者所有肌肉均无力。有些患者可能永远不需要轮椅，约25%患者从腿无力开始。同样，有些患者也永远不会有延髓肌肉无力，但1/3肌萎缩侧索硬化为延髓肌肉无力起病。

7. 哪些神经使身体正常工作呢？

身体有多种神经。有涉及思维、记忆过程、感觉（如热/冷、尖锐/钝）、视觉、听觉和其他身体机能的神经。肌萎缩侧索硬化所涉及的神经是主管随意运动和调节肌肉力量的运动神经元。随意运动是受人类意志支配的，如拿手机或走路，这些活动是在手臂和腿部的肌肉控制下完成的。心脏和消化系统也有肌肉，但种类不同，其活动不受意志控制。心跳或饭后的消化都自动发生，肌萎缩侧索硬化不损害心脏和消化系统。

8. 肌萎缩侧索硬化不影响哪些功能？

肌萎缩侧索硬化患者很少损害眼球运动肌肉和肛

门及膀胱括约肌。不影响的其他功能有：内脏器官（如心脏、肝脏和肾脏），性功能和五种感官（视觉、听觉、嗅觉、味觉、触觉/压力）。智能和情绪也常不受到影响。

9. 肌萎缩侧索硬化如何影响患者的生活？

肌萎缩侧索硬化是一种渐进的疾病，这意味着随着时间的推移，患者会逐步而缓慢地出现肢体无力及萎缩，其他的部位也会出现。进展速度因人而异，可缓慢、中度或快速。对有些患者来说，疾病后期阶段疾病发展有可能明显缓慢。15%～25%肌萎缩侧索硬化患者在出现症状10年后还活着，2～5年内基本为中度或缓慢进展，只有最后1年病情进展迅速，主要是呼吸衰竭。因此这种疾病的进展个体差异很大。一般来说，肌萎缩侧索硬化患者生命的终结比预期快，膈肌逐渐无力至肺部不能工作。

10. 肌萎缩侧索硬化的进展如何？

肌萎缩侧索硬化导致上下运动神经元死亡，开始累及神经系统支配的一个区域，主要为控制精细动作和较小的肌肉。之后可累及任何肌肉，包括控制面部表情的肌肉，咀嚼、吞咽、说话、颈部、手臂、躯干、腿和呼吸的肌肉。肌萎缩侧索硬化可以从任何肌肉群开始，然后发展到任何其他肌肉，而且无法明确预测之后可能累及的部位。在一只胳膊或一条腿先受累时，对侧手臂或腿部受累的概率相对较大。

● 二、肌萎缩侧索硬化诊断知识问答

1. 肌萎缩侧索硬化的症状和体征是什么？

症状是患者自身的经历及主诉。体征是医生可以看到和检查到的表现。肌萎缩侧索硬化的症状是肌肉变得越来越小，在几个月甚至几年内逐渐进展。逐渐发展的无力导致患者日常活动受限，如提举或搬运物件、行走、说话、咀嚼和吞咽困难，并最终呼吸困难。患者也有可能出现肌肉痉挛、肌肉抽搐（肌束震颤）、消瘦、肢体僵硬或协调不力。有些患者可能会出现夸张的笑或哭，或强迫打哈欠的感觉。

上面列出的肌萎缩侧索硬化症状和体征不是每个患者都有，但几乎每个肌萎缩侧索硬化患者至少有一些肌肉明显萎缩。最后膈肌无力 [膈肌是维持呼吸的主要肌肉，位于腹腔上方，健康人可通过它不断移动肺部，因此可以把膈肌看作发动机。运动神经元是电线，供给发动机电力。膈肌没有电力供应（运动神经元），就无法使肺部正常工作]。

2. 肌萎缩侧索硬化有哪些症状？

早期症状轻微，易与其他疾病混淆。患者可能只是感到有一些无力、肉跳、容易疲劳等一些症状，渐

渐进展为全身肌肉萎缩和吞咽困难。最后产生呼吸衰竭。依临床症状大致可分为两型：①肢体起病型：症状首先是四肢肌肉进行性萎缩、无力，最后才产生呼吸衰竭；②延髓起病型：在四肢运动还好之时，就已经出现吞咽、讲话困难，很快就进展为呼吸衰竭。

因为早期难于发觉，所以一旦等到症状明显再去医院检查时一般病程已经发展了 1 年左右的时间。因此，提高肌萎缩侧索硬化患者的早期诊断率，及早进行有效治疗成为目前患者最为关心的问题。

3. 疾病有可能被误诊吗？

很多肌萎缩侧索硬化早期诊断困难；有很多肌肉萎缩的疾病，可能最初被误诊为肌萎缩侧索硬化。因此，当发生肌肉萎缩时，必须首先确认是神经还是肌肉疾病。如果确定是神经引起的肌肉萎缩，则需再分辨是周围神经还是运动神经元病所引起。有些被误诊病例的疾病是可获得有效治疗的，因此，为了做出正确的诊断，尤其是为了避免将一些可成功治愈的神经肌肉疾病误诊为肌萎缩侧索硬化，患者必须做肌电图、神经传导速度、血清特殊抗体检查、腰穿脑脊液检查、甚至神经肌肉活检。

4. 早期诊断、早期治疗有哪些好处？

减少患者的不确定性；防止长期等待排除其他疾

病所需要的一系列检测；加快患者进入肌萎缩侧索硬化专门诊所以获得专业照顾；可以获得力如太早期治疗的益处。

● 三、肌萎缩侧索硬化治疗知识

1. 当今国际上该病的诊治原则是什么?

尽早地做出诊断和鉴别诊断；尽早地给予神经保护和支持治疗，如力如太及其他药物；坚持定期随访。

2. 如何治疗肌萎缩侧索硬化?

一般疗法、支持疗法、对症治疗、适当锻炼。注意呼吸道、消化道的功能。若口水多，可给予少量抗阻胺药；若痰多；可给予雾化吸入及化痰药；如出现情绪低落，与以抗抑郁治疗等。此外，还要多翻身以防止褥疮发生。如进食障碍，给予鼻饲或 PEG（经皮胃造瘘）。特殊疗法：包括中草药在内的许多药物都曾宣称对本病有效，但迄今均未得到证实。目前国际承认、且唯一通过美国 FDA（食品药品管理局）批准治疗肌萎缩侧索硬化的药物为"力如太"，并且一定要尽早使用。呼吸治疗：开始呼吸不顺时，可使用一般氧气或使用双水平正压通气机（BiBAP）帮助呼吸，发生进一步呼吸衰竭时，则需气管切开，使用人工呼吸机。

3. 治疗肌萎缩侧索硬化的最好方式是什么?

多个学科医务人员的参与和努力有利于肌萎缩侧

索硬化患者的处置。人员可多可少，取决于患者所在地区的医疗资源。参与的医护专业人员应具备有关肌萎缩侧索硬化的经验和知识。目标是应该是目前最合适于患者的方案。除提供医疗支持，有时还需帮助患者做出医疗决定。肌萎缩侧索硬化医疗小组最基本要包括神经科大夫、社区医生、护士和理疗师。

4．遗传性肌萎缩侧索硬化和散发性治疗一样吗？

肌萎缩侧索硬化患者中有 5%～10% 为家族遗传性的，这些患者存在某些基因异常，如超氧化物歧化酶（SOD）基因突变等；其他 90% 左右的患者为散发性的，散发性肌萎缩侧索硬化致病因素目前尚不完全清楚。但不管家族性还是散发性肌萎缩侧索硬化，谷氨酸蓄积损伤神经细胞是其中关键环节之一，所以抗谷氨酸兴奋性毒性成为目前肌萎缩侧索硬化最有效的治疗策略。

5．肌萎缩侧索硬化最有说服力的发病理论是什么？

目前认为造成肌萎缩侧索硬化主要原因之一是运动神经细胞内的谷氨酸堆积过多，产生细胞毒性反应，久而久之造成神经细胞的死亡。

6．什么是谷氨酸？

是一种氨基酸，我们饮食中经常使用的味精其成分就是谷氨酸盐。谷氨酸在人脑内是作为一种主要的神经兴奋传递物质而存在，它具有快速传导、确认、记忆、运动及感觉等功能，在肌萎缩侧索硬化的发病机制中扮演着关键的角色。

7. 谷氨酸对人体有害吗？

在正常情况下是无害的，因为谷氨酸可驱使身体做许多事情，并提高办事的速度。但是，就像其他东西一样，若是过多就会有害了。当谷氨酸过多时，神经兴奋作用就成为神经兴奋毒性作用，而这种兴奋毒性作用目前被认为是肌萎缩侧索硬化的一项重要的发病原因。

● 四、力如太相关知识

1. 力如太是什么？

力如太是第一种有效的治疗肌萎缩侧索硬化的药物。它可以防止过多谷氨酸（中枢神经系统中主要兴奋性递质）所致的运动神经元损伤。并且力如太对延髓起病型和肢体起病型患者都有效。

实验室研究提示力如太是一个神经保护剂，即保护神经细胞免受损害。许多研究者相信力如太保护神经细胞的作用源于其谷氨酸抑制作用，这将在下面解释。研究者也认为这种药物特性可以解释力如太延长患者生存期的效果。

2. 力如太是什么成分制成的?

力如太的活性成分是利鲁唑。赛诺菲–安万特公司是生产力如太的厂商。

3. 力如太片剂是如何起作用的?

虽然研究中尚未完全弄清力如太的作用机制,一种解释就是力如太可以保护神经细胞免于暴露在过量的一种称为谷氨酸的物质中。

人体自然状态下会产生谷氨酸,它可以传递信息到运动神经元。在肌萎缩侧索硬化患者,其神经系统的一部分过度暴露于谷氨酸中,在肌萎缩侧索硬化疾病早期已经出现了谷氨酸的增多。过多的谷氨酸会"烧坏"运动神经元,以至于运动神经元不能将脑的信息传递到肌肉,不能告诉肌肉应该做什么。

4. 力如太能为我做什么?

超过1100例肌萎缩侧索硬化患者参加了力如太的临床试验。在治疗的第1年,服用力如太的患者与服用安慰剂的患者比较有更多的存活机会。

5. 力如太的作用机制是什么?

力如太的作用机制有四点:①抑制谷氨酸的释放,力如太抑制谷氨酸从突触前末梢释放,这一作用机制可能有助于防止肌萎缩侧索硬化患者突触中出现过高浓度的谷氨酸;②使电压依赖的钠通道失活,力如太可以使电压依赖的钠通道失活，有助于防止肌萎缩侧索硬化患者中运动神经元过度去极化的损伤后果；③减少对谷氨酸兴奋的反应，力如太可以间接拮抗谷氨酸的兴奋作用，而不是竞争性地与任何已知谷氨酸受体发生作用；这一作用机制可能有助于保护肌萎缩侧索硬化患者免受过多谷氨酸的损伤；④刺激 G-蛋白依赖的信号传导途径，力如太可以刺激 G 蛋白依赖的信号转导途径，有助于保护肌萎缩侧索硬化患者的运动神经元，有益地改变细胞代谢；增加谷氨酸转运，从而增加谷氨酸的摄取，因此防止神经元中谷氨酸过多。

6．力如太为什么与其他抗谷氨酸药物不同？

力如太的治疗益处是由于上述作用机制中两种或以上综合作用的结果，这些作用综合起来降低谷氨酸诱导的兴奋毒性，足以保护肌萎缩侧索硬化患者的运动神经元。力如太通过保护仍然活着的运动神经元，可以减慢肌萎缩侧索硬化的进展并延长患者的生命。而相比之下，通过单一机制对抗谷氨酸的药物未显示对肌萎缩侧索硬化患者有治疗好处，因为所需的有效剂量大于药物的毒性剂量。这些药物的例子包括支链氨基酸和 NMDA 受体拮抗剂右美沙芬和拉莫三嗪。

7．力如太对肌萎缩侧索硬化真的有用吗？

目前为止，力如太是唯一一个获得美国 FDA 和欧盟批准的针对肌萎缩侧索硬化治疗有效的药物，它的出现使得 130 多年来肌萎缩侧索硬化研究迎来了一个里程碑式的突破。力如太不能彻底治愈肌萎缩侧索硬化，但及时服用力如太能显着延长肌萎缩侧索硬化患者生存期、延缓病情的恶化，使患者能够更长时间、更好质量的生存。

8. 力如太安全吗?

力如太上市前的临床试验不但验证了本品的疗效，并且观察到服用力如太的患者发生不良反应的比例并不比服用安慰剂的高，总体耐受性良好。在发生的不良反应中，最常见的有乏力和恶心。力如太对肝功能有一定的影响，首次服药时应定期检查。对肾功能不全或老年患者，研究表明也无需调整剂量。

9. 力如太是何时被用于治疗肌萎缩侧索硬化的?

国外是 1996 年上市，国内是 1999 年上市。

10. 力如太在上市用于治疗肌萎缩侧索硬化之前做了些什么?

药品上市之前首先要做两方面的实验：动物实验和临床试验。动物实验阶段，通过在不同动物身上做药效、药理、毒理、致癌等实验后，确定有效成分的作用和安全性。这一过程需要 5 年左右时间。临床试验阶段，主要通过一期、二期、三期甚至四期的人体试验，证实药物用于人体的有效性及安全性，这一过程大约也需要5年时间。

力如太在上市之前同样经历了上述所有的步骤。其中包括155例患者参与的二期临床试验、959例患者参与的三期临床试验及8382例患者参与的先期用药观察计划。

11．三个临床试验具体有什么？

第一个临床试验是1990年在法国和比利时7个中心进行的二期临床试验，共有155位患者参加。研究结果表明：服用力如太后患者的生存时间明显延长，并降低患者运动神经功能恶化的速度。对延髓起病的这类患者，力如太几乎可以延长平均生存期两倍的时间。

第二个临床试验于1992年12月开始，在欧美及亚洲共31个中心进行，共入选959例患者。其主要目的是找出最适当的治疗剂量。研究再次证实力如太能显著延长肌萎缩侧索硬化不使用辅助呼吸的时间，且早期治疗效果更好，并确定每天100mg（即1天两片）可以达到最佳效果。

另外，在关键性的试验完成后等待上市的同时，基于同情，给一些肌萎缩侧索硬化患者服用力如太，即力如太先期用药计划，这一计划包括44个国家的

8000多名患者，该计划结果使服用力如太治疗的安全性得到更好的保障。

12. 什么时候我应该服用力如太？

力如太的推荐剂量是每12小时服用50mg，应该在每天相同的时间规律服用（即每天的早晨和晚上），在餐前1小时或餐后2小时服用。按处方服用力如太是非常重要的。只有按标准的剂量按计划服用才能看到力如太的益处。每天规律服药是治疗成功的关键。

13. 如果我漏服了一次力如太怎么办？

如果漏服了一次力如太，不要额外另服一次以补充漏掉的剂量。但是在下次服药时间按处方剂量和计划规律服用。

14. 如果我服用了比医生处方量更多的力如太怎么办？

增加力如太的计量超过每日2片没有益处。相反的，患者可能面临更多的副作用。万一过量，应该寻求医疗帮助。

15. 力如太有何副作用？

药物有时会导致不希望出现的作用，称之为副作用。力如太最常见的副作用是乏力、恶心、肺功能减退、轻度一过性肝损害和头痛。如果出现任何困扰患者的副作用，请联系患者的医生。

虽然这不是力如太常见的副作用，但如果患者发热应该去看医生，医生可能需要检查患者的白细胞计数。

16. 服用力如太期间我能不能驾驶或操纵机器？

力如太可能导致头昏、眩晕或使人感到困倦，如果患者有这些经历，应该不要驾驶或操纵机器。

17. 服用力如太时我能不能服用其他药物？

由于一种药物总是存在与其他药物发生相互作用的可能，在患者服用任何药物前，需要告知患者的医生，告诉患者的医生和药师关于患者所服用的任何其他药物，包括非处方药和维生素。如果患者因任何原因去看医生、牙医或去其他医院，记得告诉医生或医学职业工作者关于患者服用的所有药物，包括力如太。

18. 我能不能联合服用力如太和其他治疗肌萎缩侧索硬化的研究药物？

目前尚没有关于联合使用力如太和这些基于临床研究中的药物的有用信息。患者应该和自己的医生讨论这些问题。

19. 我应该服用力如太多长时间？

这点应该由医生决定，临床实验中力如太在18个月的连续治疗中显示出是安全的。

20. 如果我停用力如太对我的情况有何影响？

如果患者停用力如太，没有什么副作用。但是研究者不知道在治疗停止后，力如太的效果能否持续。

21．我应该避免什么？

当然一般不推荐吸烟和使用过量的酒精制品。吸烟及饮酒对正在服用力如太的患者影响特别大。吸烟可以减低力如太在血中的浓度；酒精可能损害肝功能，并且可能会增加力如太引起肝病的风险。

22．有没有其他应该注意的问题？

在患者服用力如太之前，如果患者的肝或肾存在问题，应该告知患者的医生，这一点很重要。

在患者使用力如太时，推荐患者定时进行血液检测，这些检测很重要。因为一些患者经历的轻度肝功能损害一般是一过性的。依靠这些检测结果，医生可以作出另外的评估。另外，如果患者发热，请通知患者的医生。

23．如果患者对力如太有任何过敏反应，立即通知患者的医生。

如果患者处于怀孕、可疑怀孕或近期计划怀孕状态，在和患者的医生讨论之前不应服用力如太。同样，如果患者处于哺乳期或计划哺乳，也应该在服用力如太之前和患者的医生讨论这个问题。

记住力如太应该贮存于室温（20～25℃），并应该避免光线直射。应放在儿童接触不到的地方。

● 五、呼吸机相关知识

1．肌萎缩侧索硬化的病程及预后如何？

肌萎缩侧索硬化到晚期可能会产生呼吸衰竭的现象，此时可使用一种便于家用的双水平正压通气机（BiPAP）。若 BiPAP 功能不良，则需进行气管切开而使用人工呼吸机了。

2．什么是双水平正压通气机（BiPAP）？

BiPAP 是一种非侵入性呼吸机，它命名的由来是因为这种呼吸机工作时有两个特征正压值，即吸气正压（气体打入患者气道的压力）和呼气正压（有撑开患者气道的功能）。使用时只要设定好这两个压力值，呼吸机就能顺利地运行。

3．BiPAP 使用的优点是什么？

使用它时患者不需要像使用呼吸机那样插上气管内管，只要一个鼻罩或面罩，即可得到呼吸辅助，这使患者可以在家庭内方面地使用。一般而言，BiPAP 有安全、简单、易学、易操作、价格不贵等优点，即使是行动不便的独居老人，也可很容易地学会操作，因此，是一种优良的居家照护用呼吸机。

4．BiPAP 有什么缺点吗？

有两个主要缺点：无法正确地评估患者肺部的氧合能力以及缺乏检测警示系统，因此，如果患者病情危重，则不宜死守着 BiPAP，而应立即到医院去，改换成传统的侵入性呼吸机，以免发生意外。

● 六、其他

1. 目前关于本病的治疗还有哪些方面的研究？

目前国际上正尝试以神经营养因子、抗氧化剂如维生素 E、维生素 C 以及肌酸、CoQ10 等与力如太联合治疗来对肌萎缩侧索硬化进行保护性治疗研究，但上述治疗还有待于临床试验的证实。此外，科学家们也正在进行有关本病基因治疗的实验研究。

2. 家用医疗设备　患者有可能需要家用医疗设备以协助日常生活，每个患者的需求不同。列举常用如下：

- 可以调节的医疗床
- 助行器
- 踝足矫形器
- 轮椅
- 坐便器
- 紧急呼叫装置
- 淋浴椅

3. 沟通辅助设备　如果患者说话变得很难理解（构音障碍），用字母板、便条可提供一个更简单的方式进行沟通。眼动仪是一种便携式设备，通过动眼输

入文字交流。国内市场上有阿春动眼仪。

第七节　常见问题及处理

1. 吞咽障碍和说话不清

如果患者开始的症状就是说话和吞咽有问题，可能就是延髓型肌萎缩侧索硬化。另一些患者直到病程后期才会出现这些问题。

延髓型肌萎缩侧索硬化患者容易出现体重明显下降，应该在患病早期就使用喂食管。失去说话能力的患者，可能需要帮助交流的辅助仪器。

2. 窒息

有吞咽问题的患者容易出现窒息。应该学会如何处理这种情况。

3. 流口水

延髓型肌萎缩侧索硬化患者经常口水过多。一般可用药物来减轻这种症状。

4. 唾液的积聚

延髓型肌萎缩侧索硬化患者控制唾液的能力降低。

5. 咳嗽

引起咳嗽有几种原因。例如主动和不自主地清理肺部会咳嗽；喉部发炎也会引起意外的咳嗽。

6. 吃东西

只要有可能就要不断地吃东西。但是如果患者觉得太虚弱，自己不能吃完一顿饭，就不要勉强，吃一半后让别人帮忙喂一下。另外要及时改变饮食结构。

7. 情绪过度激动

肌萎缩侧索硬化的一种异常的、经常被误解的症状就是难以控制的情绪表达，例如强迫性的哭、笑。这种情绪的不稳定性会使患者心情沮丧，这种现象经常由琐碎的小事引起，常常被其他人误解。这种症状第一次发生时会使别人感到惊讶，时间长了，许多人也就知道了如何面对这种情绪的变化以及如何避免这种情况发生。

8. 便秘

由于缺乏适当的纤维和水引起的。适当在饮食中增加纤维，如果还不解决问题，就需到医院就诊服药治疗。

9. 疲劳

减少疲劳的最好方法就是保存体力，从事患者真正感兴趣的、真正重要的工作或活动。有些事情可以采用不同的方法去做，节省一些体力。目前有很多辅助设备可以能帮患者做一些觉得很困难的事。

10. 睡眠

肌萎缩侧索硬化患者由于自己不能动，以一个姿势睡几小时很不舒服。有几种特殊的床能帮助活动不便的人睡得舒服一些，夜里不用别人帮助翻身。缎子面的褥单和睡衣也能使翻身容易一些。

11. 酒精和药物

许多患者想喝一点酒，要小心。酒精和许多药物有相互作用，改变药物的血浓度，产生严重问题。

12. 关节和肌肉疼痛

由于经常不活动导致关节僵硬，尽可能地活动能防止关节疼痛。主动的及被动的活动都可以减轻潜在的关节疼痛。但是仍然会出现一些常见的疼痛。如果患者的胳膊无力，下垂，由肩部承受整个胳膊的重量，就可能引起肩关节疼痛。尽可能将无力的胳膊放在枕头、椅子扶手或桌子上会舒服些。

走路时，肩部吊带给胳膊一些支撑，可减少肩关节的扭伤。髋部疼痛是由长时间坐在下陷的座位或椅子上引起的。

13. 腿、脚肿胀

患者会感到腿、脚轻微肿胀。活动脚趾和脚脖子或把腿抬高或穿有弹性的长筒袜能有效地减轻这些症状。

14. 肌肉抽筋

肌萎缩侧索硬化患者的肌肉抽筋是普遍现象。让抽筋的肌肉保持温暖，尽力伸开，或让照料者帮助舒展，直到疼痛消失，都可以在某种程度上缓解抽筋。严重的或频繁的抽筋就要告诉医生。有许多药能适当缓解抽筋。

15. 改变姿态

如果保持姿态的肌肉力量减弱，后背下部、脖子和肩膀就会感到很不舒服。特殊的垫子、椅子靠背、腰部和脖子的卷筒垫能有效的帮患者保持正确的坐姿。

16. 下肢无力，行走费力

如果腿部和踝部肌肉无力，会产生意外疲劳、跌绊和摔倒。只要患者害怕意外摔倒，就应该用手杖或助行器。而且各种腿部和踝部夹板也能帮助支撑无力的肌肉。

17. 上肢无力，抓和握费劲

肌萎缩侧索硬化患者最终会失去手和手腕的力量，手部小动作的运动能力也会丧失，如握笔写字，或用筷子吃饭，启动车时转动钥匙，或者开门时转动把手等都不能控制。随着肌肉无力的不断发展，穿衣服和脱衣服越来越困难，最后发展到自己不能独立完成。出现这种情况，就要穿尼龙粘扣，松紧带和容易穿、脱的衣服。

第三章 肌萎缩侧索硬化的诊断

第一节 常见症状与体征

● 一、肌萎缩侧索硬化的症状

症状就是患者所经历的现象，也是医生能看到的表现。肌萎缩侧索硬化的早期症状相当模糊。其症状有走路无故跌倒，拿不起东西，说话含糊不清，以及肌肉抽搐、无力和抽筋。一些人会认为这些是年龄大了的正常现象。随着病情的发展，身体主要部位的肌肉就会受到影响。几个月或几年后发展到呼吸肌力量减弱。

有时本病首先影响说话、吞咽或呼吸的肌肉。这种属于延髓型肌萎缩侧索硬化。延髓运动神经元是指位于脑干球茎部的运动神经元，它控制咀嚼、吞咽、说话的肌肉运动。

每个患者的症状及出现的顺序都是不同的。肌肉萎缩的程度也有很大的差别。有些患者病情发展缓慢，时间较长。虽然从确诊开始平均的预期寿命是 3～5

年，但有 20% 的患者超过 5 年，10% 的患者超过 10 年。肌萎缩侧索硬化是一种渐进性的疾病，随着时间的延长可发展到全身，在这一过程中的某些阶段会影响到呼吸肌。

早期肌萎缩侧索硬化，以手脚无力或反射增强为主，常被误认为颈椎神经受压迫，而接受颈椎手术，等到术后情况没有好转，持续恶化，才确诊为肌萎缩侧索硬化。有些患者以吞咽、呼吸困难为主，亦被误诊为食道或神经官能症。一般而言，早期的症状并不典型，易与其他疾病混淆。

首发症状 75% 的患者在四肢，而 25% 表现为球部症状。最早表现的症状为一个肢体的非对称性无力，或构音不清，上肢发病者多从肩部无力开始，有时在轻微的局部损伤后发现远端无力常较明显，表现为持物无力，大约 35% 的患者首先在上肢，大约 40% 的患者从脊髓腰段开始，这些患者由于单侧足下垂跛行或由于无力难以站立。疲劳不是特征性的早期所见，但肌肉痛性痉挛是常见的，而且多在受累及的下肢远端肌肉。肌肉跳动可能引起患者重视，而且有时肌肉跳动早于无力和肌萎缩几个月之久。随着病程的发展，几乎所有四肢起病的患者都出现球部症状，无力会进一步加重，而肌肉跳动会变得不明显。相反地，以球部症状发病者最后也出现四肢症状。

感觉症状通常为远端的感觉异常和麻木，大约出现在10%的患者身上，近50%的肌萎缩侧索硬化患者具有明显的疼痛症状。

肌萎缩侧索硬化几乎从不出现过眼外肌受累的症状。一般认为膀胱、肛门及自主神经功能的支配甚至到晚期也是完好的。痴呆出现于不到5%的患者身上，一般与帕金森综合征合并。在25%~50%患者中可检测到有轻微的认知功能障碍。单电子扫描（PET）显示这些患者额中区和前丘脑有明显的损伤区。肌萎缩侧索硬化所致的痴呆和阿尔茨海默病不同，典型患者有行为和性格的改变，记忆力障碍也很突出。西太平洋型 ALS-Parkinson-Dementia Complex 发生于关岛，新几内亚附近。在这一综合征中 ALS 的表现和锥体外系表现及痴呆并存，其脊髓病理学改变是典型的肌萎缩侧索硬化，除此之外还有相对比脊髓较轻的大脑皮层和脑干的神经纤维变性，最近研究表明关岛肌萎缩侧索硬化发病率已下降。

二、肌萎缩侧索硬化的体征

肌萎缩侧索硬化如果累及上运动神经元，其体征包括无力、痉挛、腱反射亢进、巴宾斯基征（约50%患者出现）。如果累及下运动神经元则表现无力、肌萎

缩、肌肉颤动。吞咽困难和构音障碍可由上或下运动
神经元或两者均损害引起。情绪不稳定主要是由于假
性延髓性麻痹造成、是累及上运动神经元的征象。
65%的患者具有较明显的上、下运动神经元体征。肌
肉颤动可出现在无其他下运动神经元体征时，10%的
患者仅表现下运动神经元体征，但有些晚期发展至上
运动神经元。在病程中大约 5% 表现为进行性肌肉
萎缩。

除非临床上有合理的解释如腕管综合征等，否则
客观的感觉体征可排除肌萎缩侧索硬化的诊断。仔细
检查温度觉可有障碍，腓肠神经活检提示在部分肌萎
缩侧索硬化患者中存在轴索变性的证据。在肌萎缩侧
索硬化晚期累及多系统，可有脊髓小脑束、后索、脑
干网状结构。

要早期诊断肌萎缩侧索硬化，除了神经科临床检
查外，还需做肌电图、神经传导速度、血清特殊抗体
检查、腰穿脑脊液检查、影像学检查，甚至肌肉活检。

肌萎缩侧索硬化在早期与某些其他疾病症状相似
的时候是难以诊断的。但是有些临床现象可以表明在
脊髓的上运动神经元或下运动神经元有损伤。这样，
了解肌萎缩侧索硬化的临床医生通常会根据下列上运
动神经元和下运动神经元损害的体征来判断。

下运动神经元损害的体征：

　　肌肉无力和萎缩

　　肌肉纤维不自主收缩（肌肉跳动）

　　肌肉痉挛

　　反射减弱

　　肌肉松弛（肌肉张力降低）

　　吞咽困难

　　发音不清

　　气短

上运动神经元损害的体征：

　　肌肉僵直

　　易激动（控制感情的能力降低，又称强哭、强笑）

　　腱反射亢进

　　病理反射阳性

这些体征有时被认为是年龄大了的正常现象。随着时间的延长，肌肉力量不断减弱，而且发展到全身，实际上就是因为患了肌萎缩侧索硬化，才使这些现象更明显了。

不经常接触肌萎缩侧索硬化患者的医生不愿意做出肌萎缩侧索硬化的诊断。他们往往通过各种检查试图排除肌萎缩侧索硬化，也常常建议患者去找神经科从事肌萎缩侧索硬化诊断及治疗的专家。

第二节　诊断过程及鉴别诊断

● 一、肌萎缩侧索硬化的诊断过程

第一步：病史采集和神经系统检查。

诊断过程的第一个重要步骤，就是由神经科医生进行的临床接诊。进行包括详细的现病史、家庭史、工作和环境接触史的采集。接诊过程中，神经科医生将寻找肌萎缩侧索硬化的典型表现：

1. 患者往往只有一只手臂或一条腿肌肉无力，以及声音性质的变化如含糊不清或言语迟缓。检查要评估和咀嚼和吞咽的肌肉力量，包括口腔、舌及咽喉肌。

2. 下运动神经元（LMN）功能，如肌肉萎缩情况、肌肉力量或肌肉跳动（称为肌束震颤）。

3. 上运动神经元（UMN）功能，如腱反射亢进和肌肉痉挛（肌肉紧张和僵直的程度）。

4. 情绪反应失去控制，如哭或笑的情绪变化。思维的变化如丧失判断力或失去基本的社会技能。检查者也会评估患者言语流畅性及文字识别能力。这些症状不常见，不容易引起重视。

5. 神经科医生还将询问如疼痛，感觉丧失或锥体

外系问题（在帕金森病经常看到不同类型的肌肉强直）。

第二步：辅助检查。

诊断过程的下一步往往是一系列的辅助检查，如颈部 MRI（磁共振成像）、头和腰 MRI，EMG（肌电图）、神经传导速度和血液化验。有时会做基因检测或腰椎穿刺。

1. **磁共振成像（MRI）** 是一种无痛、非侵入性的检查，能非常详细提供脊髓和保护脊髓的骨骼和结缔组织的结构。将有助于除外对脊髓或主要神经的压迫（如突出的椎间盘）、多发性硬化、骨肿瘤压迫神经等异常脊髓或脑中风。

2. **肌电图（EMG）** 是诊断过程一个非常重要的部分。该检查有时不舒服，但有必要完成。第一部分通过小型电极在特定部位发送刺激经过所检测的神经，在另一部位接受信号。根据所需时间测定传导速度以判断是否有神经损伤。第二部分测试选定肌肉的电活动。通过很细的针插入到选定的肌肉，并用它来"听"这些肌肉的电活动模式。

3. **血液、尿液和其他检查** 验血是为了筛查其他疾病，有些疾病症状类似肌萎缩侧索硬化早期迹象。这些检查包括甲状腺或甲状旁腺疾病、维生素 B_{12} 缺乏、艾滋病毒感染、肝炎、自身免疫性疾病以及某些类型的癌症。肌酸激酶（CK）是肌肉受伤或死亡释放的酶，也常检查。其他还包括自身免疫抗体，抗-GM1抗体检测，寻找可能与某些癌症有关的血液标志物。根据患者工作和环境，也可能做重金属检测。如果家庭里其他成员患肌萎缩侧索硬化应该做肌萎缩侧索硬化基因检测。有时可能需要腰穿。有些患者除无力外，有疼痛或肌酸激酶（CK）非常高的表现，可能需要肌肉活检。

第三步：诊断。

这些检查完成后，有经验的神经科大夫就可以判断患者是否为肌萎缩侧索硬化。有时确诊所需要的症状和检查结果并非都异常（尤其是在疾病的最早阶段）。在这种情况下，神经科大夫会检查建议随诊，3个月后重复体检和肌电图。

● 二、对肌萎缩侧索硬化病因的进一步认识

神经科医生从临床上考虑肌萎缩侧索硬化时，通常将其作为一种综合征对待。当运动神经元受到损害，患者就会出现典型的容易识别的肌萎缩侧索硬化的症状和体征，可以说临床诊断相对于其他疾病是并不太困难的，尤其在中晚期患者。但医生通常不会满足于临床上仅仅对上、下运动神经元损害的认识。在做出

初步的诊断以后，通常会进一步仔细检查，以期找出运动神经元损害的原因。即使找出蛛丝马迹的线索，对试验性治疗及病理机制的认识都有益处。如果患有肌萎缩侧索硬化的患者伴有明显的自身免疫疾病，就应该积极进行免疫治疗，这样肌萎缩侧索硬化的症状才有可能改善或缓解。如果在进一步详尽的研究中发现其他严重异常，更有必要坚持治疗，以期肌萎缩侧索硬化症状得以改善。

三、提示不典型肌萎缩侧索硬化的临床线索

● 铅和铝等重金属中毒

● 长存活期

● 恶化和改善交替存在

● 口干、眼干及阴道干燥（Sjogren sydrome）

● 皮肤红斑（特别是超过肘关节和膝关节者）提示 Lyme

● 锻炼、后明显加重，休息后缓解

● 手套、袜套样感觉丧失

● 和其他免疫性疾病相关（特别是胰岛素依赖性糖尿病）

● 复视（看东西双影）

● 甲状腺增大

● 颈部活动受限（可能意味着增生）

● 睑下垂（排除肌萎缩形式的重症肌无力）

● 急剧的体重下降（身体极度衰竭提示恶病质或继发性甲旁亢）

● 近期发作的糖尿病，经常误诊为肌萎缩侧索硬化，实际上这些糖尿病患者合并自身免疫性炎症性周围神经病。如果神经活检显示血管炎或炎症表现可用环磷酰胺治疗。

表3-1　怀疑前角细胞脱失应做的实验室检查

全血细胞计数

血生化

免疫固定电泳

血清蛋白电泳

尿常规

心电图

胸部 X 线片

血沉

肌酶谱

脑脊液检查

肌电图和神经传导速度

肌活检

神经活检

脑 CT

脊髓造影

脑脊髓 MRI

● 四、肌萎缩侧索硬化的诊断程序

表3-2　诊断程序

临床特征（症状、体征病程特点）→临床诊断，分型（ALS、PMA、PBP、PLS）

常规化验（血沉、肌酶谱、血清蛋白电泳、GM1、免疫球蛋白、总补体、C_3、C_4、免疫固定电泳、甲状腺功能测定）

↓

　　　　　副蛋白血症（GM1 与治疗价值有关）

肌电图和神经传导研究（广泛神经源性损害）

↓

　　神经传导阻滞→多灶性运动神经病

脑脊液检查（常规、生化、细胞学、寡克隆、IgG 合成率）

肌肉活检

颈椎、腰椎 X 线片

脑、脊髓 MRI

五、肌萎缩侧索硬化需要鉴别诊断的疾病及辅助检查

一般临床上对肌萎缩侧索硬化的理解仅仅限于运动神经元受损的认识。想寻找病因，就必须要通过广泛的实验室检查，完整和详尽的实验室检查资料对于认识肌萎缩侧索硬化的本质是完全必要的。

首先对家族史的追问和认定是至关重要的，但在我国对此认识不够。已知有数种类型的遗传型肌萎缩侧索硬化，包括常染色体显性遗传和性连锁遗传。

肯尼迪病为 X-性连锁隐性遗传。预后良好，行走能力可保持终生。约 50% 病例合并某些内分泌功能障碍，表现男性乳房女性化及原发性睾丸疾病。

氨基己糖苷脂酶 A 缺陷使神经元胞体内 GM2 神经节苷脂引起上、下运动神经元损害的表现，这仅仅是代谢障碍造成的其中一种表现形式。

铅中毒也可造成类似肌萎缩侧索硬化样表现。

甲状腺功能亢进能造成类似肌萎缩侧索硬化的表现，大多数病例即使甲亢得到控制，肌萎缩侧索硬化表现也会存在。

甲状旁腺功能亢进继发的肌萎缩侧索硬化易被忽视，在病程早期，如果能控制钙代谢的水平，肌萎缩侧索硬化表现常可逆转。

颈髓压迫症或脊髓空洞症等也可造成肌萎缩侧索硬化样表现。

单克隆丙种球蛋白病可合并肌萎缩侧索硬化。

当患者有前角细胞脱失的临床表现时，首先排除相似于前角细胞脱失的其他疾病。各国神经科医生对同一症状和体征所体现的临床价值认识不同，在诊断时对不同检查结果的判断意见也有差异。因此遵循一种公认的诊断标准是绝对必要的，对肌萎缩侧索硬化的深入研究应建立在准确的诊断和分类基础上。

目前肌萎缩侧索硬化没有特异的生化和病理学标志物，无特异的化验检查。其诊断主要根据临床上某些被认为是特异性的阳性表现，特别是一些临床表现，如上肢、下肢或舌的肌肉跳动，肌萎缩和无力及进展性病程。

尽管 MND 的鉴别诊断中需要考虑许多疾病，但在临床上当患者就诊时即可根据症状和体征初步作出肌萎缩侧索硬化的诊断。因为早期症状可能被疏忽或误诊为局部损害。有些患者首先去看风湿病科、矫形科和精神科。尤其高龄患者，其早期的诊断是困难的。颈腰椎脊髓病，多发性硬化（MND）、中风、脊肌萎缩症（SMA）、多发性单神经病、多发性神经病、多发性肌炎等可通过相关检查逐一排除。

实验室检查的目的是排除其他诊断，以确定肌萎缩侧索硬化诊断。

基本检查：在所有疑诊肌萎缩侧索硬化的患者都要检查血沉（ESR）、血清生化（包括肌酶谱）、胸部X线、ECG、抗核抗体、甲状腺功能测定、维生素 B_{12} 和叶酸测定、VDRL 试验、血清蛋白电泳。这些化验主要为了排除影响治疗的并发症，也可排除甲状腺和甲状旁腺病以及自身免疫病所伴随的运动性神经病和不典型的脊髓病变。

血清肌酸激酶（CK）可能升高，特别是主要表现为下运动神经元症状者和缓慢发展者，也出现在肯尼迪（Kennedy）病。后者可在所有表现性连锁遗传或男性患者中由检测雄激素受体基因突变而排除。

EMG 和神经传导速度，是诊断 MMD 的主要手段，可排除其他神经肌肉疾病。EMG 具有局灶性疾病不能解释的广泛前角细胞损害。且经常看不到纤颤电位，在进展缓慢的患者尤其如此。不稳定运动单位和"jitter"增多是肌萎缩侧索硬化电生理诊断的基础，但不是肌萎缩侧索硬化特有的，而且募集运动单元电位下降也是非特异的，但是在肌萎缩侧索硬化和其他因素相比运动单位幅度宽可能和病程关系更大。和良性束颤综合征（1.25Hz）相比，肌萎缩侧索硬化的束颤是低频的（0.3Hz）。前者和异常不自主运动单位电位无关。首先，运动传导速度很少降低可以提示脱髓鞘，尽管当复合肌肉动作电位幅度非常低时，传导速度是不可靠的。其次，在腓肠神经动作电位幅度的轻微下降并不能排除肌萎缩侧索硬化的诊断。再次，低波幅复合肌肉动作电位（CMAP）和对重复神经电刺激的递减提示快速进展。最后，传导阻滞（CB）不是典型肌萎缩侧索硬化的征象，出现时应高度怀疑多灶性运动神经病（MMN）和其他脱髓鞘性神经病。另一方面单靠传导阻滞一项也不能诊断MMN，特别是仅出现于神经压迫的常见部位。传导阻滞意味着复合肌肉动作电位（CMAP）有大于50%的下降及随着由远至近的神经刺激形成的负峰区峰值有低于15%的变化。

单纤维肌电图、巨肌电图和用磁刺激的神经运动传导是研究运动系统和运动单元电位生理学的有用技术。异常"Jitter"，神经肌肉的传递阻滞和单纤维肌电图所检测出的增加纤维密度，反映了早期的神经失配和同侧侧芽生长，可先于普通肌电图提供前角细胞损害的证据。

脑与脊髓磁共振：现在许多神经科医生认为拟诊为肌萎缩侧索硬化的患者必须做MRI，因为有可能体征由局灶性损害所致。根据症状和体征，可做头部、颈段、胸腰段。MRI 不仅能帮助排除常见疾病，如脊椎性脊髓病或肿瘤，而且能显示广泛累及大脑皮层、内囊、脑干、脊髓等处皮质脊髓束高密度白质损害。据报告肌萎缩侧索硬化患者 MRI 提示，在前中央区双侧短 T2 和皮质脊髓束脊髓部分布高密度。

脑脊液分析：在不典型病例做腰穿以便进行脑脊液分析，在多数病例临床意义有待于进一步探讨，但目前国内许多医院尚未常规开展。脑脊液蛋白高（>0.75g/L），出现寡克隆区带、白细胞数目增加等提示某些病因如淋巴瘤、单克隆丙球病等疾病。

特殊检查：有条件的医院应查抗神经节苷脂 GM1 抗体、抗 Hu 抗体或其他抗神经抗体、白细胞或成纤维氨基己糖苷脂酶 A 活性，HIV 和 HTLV-1 检测、血铅和 24 小时尿铅。

SPET 显示伴痴呆的 MND 患者在额叶区大脑血流下降。

表3-3　肌萎缩侧索硬化相关疾病鉴别诊断

肌萎缩侧索硬化症状	和肌萎缩侧索硬化相似的疾病	检查
一只手臂或腿部肌肉萎缩无力	多灶性运动神经病	肌电图、GM1抗体
手臂和身体麻木，颈部疼痛，颈部外伤史	神经根型颈椎病	颈部 MRI
肌肉震颤	良性肌束震颤（无肌肉无力或肌肉萎缩，震颤不恶化）	肌电图
四肢近端肌肉无力，有时有肌肉疼痛，症状缓慢变化	包涵体肌炎	血液检查、肌肉活检
复视，眼睑下垂，肌肉无力长时间的活动后急剧恶化	重症肌无力	肌电图、血液检查
脊髓灰质炎后肌肉萎缩（肌肉萎缩，无力和功能丧失）	脊髓灰质炎后肌萎缩症	肌电图

续　表

肌萎缩侧索硬化症状	和肌萎缩侧索硬化相似的疾病	检查
男性吞咽困难，行走困难，乳房增大	肯尼迪综合征（延髓脊髓肌肉萎缩症）	基因检测、血液检查
言语和吞咽困难，认知能力下降，有时性精神病	晚发型泰萨克斯疾病	血液检查、磁共振
贫血，消瘦，有时发烧，寒战，头痛，脖子僵硬	与淋巴浸润相关的运动神经元综合征（淋巴瘤，多发性骨髓瘤，某些白血病）	血液检查、尿液检查、腰椎穿刺、MRI和骨扫描
贫血，体重减轻，有时有感觉变化，行走不稳	肺癌，乳腺癌和其他癌症引起的副肿瘤综合征	血液检查、胸部CT、乳房X线、结肠镜
肌肉无力，震颤，怕热，心悸	甲状腺功能亢进	血液检查

● 六、肌萎缩侧索硬化的临床表现类型

肌萎缩侧索硬化具有进展性下运动神经元和上运动神经元变性的临床表现：

1．单独存在（散发性肌萎缩侧索硬化）。

2．和其他疾病合并存在，该疾病病程与肌萎缩侧索硬化并不平行进展（合并存在的散发性肌萎缩侧索硬化）。

3．和经试验室证实的或流行病学证实的异常相联系的疾病存在（肌萎缩侧索硬化相关综合征）。

4．临床、遗传或流行病学表现和肌萎缩侧索硬化进展情况相似，但不典型（肌萎缩侧索硬化变异型）。

在做肌萎缩侧索硬化的临床诊断时，体检及神经系统检查要一致。但发病史、毒物接触史、既往史、外伤史及地理位置等可能和确定该患者是否为肌萎缩侧索硬化相关综合征或肌萎缩侧索硬化变异型的临床检查并不一致。

七、肌萎缩侧索硬化相关综合征

必须符合诊断可能的、很可能的及明确的肌萎缩侧索硬化临床电生理及神经影像学标准。肌萎缩侧索硬化相关综合征有独特的经实验室证实或流行病学证实的表现，并和肌萎缩侧索硬化症状的发展有时间相关性。如果相关的经实验室证实的表现得到纠正，而肌萎缩侧索硬化症状未得到控制，这些患者就应和散发性肌萎缩侧索硬化患者一样看待。肌萎缩侧索硬化相关综合征包括：

1. 单克隆丙种球蛋白病（意义不明的单克隆丙种球蛋白病、Waldenstrom 巨球蛋白血征、骨硬化性骨髓瘤）。

2. 免疫异常性运动神经系统变性（自身免疫性、高滴度抗 GM1 抗体）。

3. 非恶性内分泌异常（甲状腺功能亢进、甲状旁腺功能亢进、性腺功能低下）。

4. 淋巴瘤。合并胰岛素瘤、肺癌、克隆癌或甲状腺癌的散发性肌萎缩侧索硬化一般不考虑有病因相关性。

5. 感染（HIV-I、HTLV-I、散发性脑炎、带状疱疹脑炎、布氏菌病、猫瘙痒病、雅克病、梅毒、迟发性脊髓灰质炎）。

6. 继发性酶缺乏（解毒酶）。

7. 外源性毒素（铅、汞、砷、铊、镉、镁、铝、有机杀虫剂、白羽扇豆种）。

8. 身体外伤（电休克，放射治疗）。

9. 血管病变（血管炎，缺血如 Dejerine 前球动脉综合征）。

10. 颈椎病脊髓病（无感觉障碍的无痛性脊髓病，手术后稳定或进展）。

八、肌萎缩侧索硬化相关综合征举例

目前对肌萎缩侧索硬化综合征的认识有了许多进

展。其以综合征的形式出现，在临床上以上、下运动神经元损害的组合为基本表现。但有许多不典型之处，可有颈椎增生、重金属中毒、氨基己糖苷脂酶 A 缺陷、浆细胞病、脊髓空洞症、副蛋白血症、淋巴瘤或其他恶性肿瘤的临床表现。

1. **Rowland 综合征**　Rowland（1963）首先报道了伴有淋巴瘤的肌萎缩侧索硬化综合征，之后又有许多病例报道。但这一综合征的原因尚不清楚。

1981 年他又报道了 1 例进行性脊髓性肌萎缩症，具有如下特点：IgM 单克隆丙种球蛋白病，运动神经传导速度减慢，脑脊液蛋白增高，尸检证实有前根的选择性变性以及前角细胞的染色质溶解即胞体和周围神经均受累，是所谓神经元神经病。

Shy（1988）应用硝酸纤维膜电泳发现肌萎缩侧索硬化患者的单克隆丙种球蛋白病检出率明显高于对照组，而且 CSF 蛋白含量在某些单克隆丙种球蛋白病患者增高。

Latov（1990）还发现 IgM 单克隆丙种球蛋白病合并肌萎缩侧索硬化的 IgM 单抗主要对抗 GM1 及 GD1b 神经节苷脂。Younger（1990）改用更灵敏的免疫固相电泳（Immunofixation electrpherosis）发现 4%（5/120）的肌萎缩侧索硬化患者脑脊液蛋白高于 75mg/dl，并发现 9.8%（11/120）的患者合并单克隆丙种球蛋白病，2.5%（3/120）患者有淋巴瘤。且脑脊液蛋白高于 75mg/dl 的患者 80%（5 个中有 4 个）合并单克隆丙种球蛋白病。

Younger（1990）又报道了 9 例肌萎缩侧索硬化合并淋巴瘤的资料，提出了许多新的意见：①运动神经元综合征和霍奇金病或非霍奇金淋巴瘤有关；②该综合征不仅局限于下运动神经元疾病，大多数（8/9）可有明确的或可能的运动神经元征象，支持肌萎缩侧索硬化的诊断，在死后尸检中证实有皮质脊髓束的损害；③NND 合并淋巴瘤还经常伴有单克隆丙种球蛋白病，脑脊液蛋白增高及脑脊液寡克隆区带；④通过查单克隆丙种球蛋白病患者骨髓可能发现无病状的非霍奇金病；⑤具有上、下运动神经元征象的肌萎缩侧索硬化患者可有周围神经传导阻滞的电生理学证据或尸检异常。

但这一综合征原因仍不明确。作者推论淋巴瘤和肌萎缩侧索硬化可能有共同的病因即逆病毒（retroviral）感染，并认为单克隆丙种球蛋白的存在提示免疫机制在神经系疾病的发病中起一定作用。

2. 多灶性运动神经病　1982 年 Lewis 首先描述了一组有独特电生理学特征的慢性周围神经病，他们称之为多灶性脱髓鞘性神经病伴有持续的传导阻滞。他们的这5个病例是从40例慢性炎症性脱髓鞘性多发性神经病（CIDP）中筛选出的。

多灶性运动神经病是一个临床综合征，主要表现是以运动障碍为突出症状的多发性单神经病，也可有感觉方面的表现，不对称肌无力，无上运动神经元受累。独特的电生理特征提示定位明确，持续的、节段性运动传导阻滞，通常和某种程度的暂时弥散有关。如果在病变节段以上的神经干由最大刺激诱发的复合运动动作电位（compound motor action potential，CMAP）的负相峰波幅，低于在病多节段以下的值的50%就要怀疑传导阻滞、传导阻滞部位髓鞘脱失。MMN进展缓慢，临床上常被误诊为仅有下运动神经元受损体征的肌萎缩侧索硬化。MMN常有高滴度的抗GM1抗体。经环磷酰胺治疗病情缓解后，抗GM1抗体平行下降，提示它可能参与MMN的致病。神经内注射具有抗GM1抗体的MMN患者血清免疫球蛋白可在实验上引导出传导阻滞，MNN的临床和电生理改变也可用抗GM1抗体和神经、脊髓及运动神经元的特异性解剖结合形式解释。但在其他许多疾病，如GBS、肌萎缩侧索硬化也可检测到高滴度抗GM1抗体，因此，抗GM1抗体并非MMN特异性抗体。MMN的治疗包括环磷酰胺和人注射用丙种球蛋白。应用人注射用丙种球蛋白常可见到症状性改善，但有效期长短各异，只能维持 2 个月或更短。临床缓解常伴有电生理上运动传导阻滞程度的减轻。对这些人的随访还不能确认注射用丙种球蛋白在长期治疗上的价值。人注射丙种球蛋白治疗后抗 GM1 抗体并不降低，但在环磷酰胺充分治疗后抗 GM1 抗体却降低，且与临床改善程度密切相关。目前认为人注射用丙种球蛋白主要作为免疫抑制剂治疗见效之前短期诊断性治疗或对症治疗，有时也可持续治疗 6 个月或更长。

● 九、肌萎缩侧索硬化的变异型

必须符合诊断肌萎缩侧索硬化临床电生理及神经影像学标准。肌萎缩侧索硬化变异型最突出表现是可观察到散发性肌萎缩侧索硬化中所看到的，且包括下列一项或更多的表现：

1. 遗传的家庭方式（以发病年龄、发病部位、存活期长短及假定的遗传类型为特征的表现型）　在基因连锁研究中家族性肌萎缩侧索硬化变异型至少有两代人符合已建立的遗传的基因模式；及至少有一个临床明确或尸检证实的病例；及排除其他可能的病因。仅在一代内证实受累的血亲亲属不会来自单个基因影响。有明确的遗传方式及已知基因产物（氨基己糖苷脂酶

A／B缺陷，趣化物歧化酶缺陷）。有明确的遗传方式和染色体连锁，但无基因产物（和21号染色体相关的家族性肌萎缩侧索硬化，或／和2号染色体相关的青年型家族性肌萎缩侧索硬化）。有明确的遗传方式，无已知的连锁或基因产物（大多数家族性肌萎缩侧索硬化）。

2. 地理丛集分布（包括西太平洋、关岛、肯半岛、北非、马德拉斯等）。

3. 锥体外系表现（行动迟缓、齿轮样肌强直、震颤），临床表现明显的核上性眼肌损害的表现（扫视或追寻障碍，家族性或散发性）。

4. 小脑变性（脊髓小脑异常，家族性或散发性）。

5. 痴呆（进行性认知障碍，家族性或散发性）。

6. 自主神经系统受累（临床明确的心血管反射异常、肛门及膀胱功能障碍，家族性或散发性）。

7. 客观感觉异常（震颤觉、锐钝分辨觉减退、冷感觉迟钝、家族性或散发性）。

十、肌萎缩侧索硬化病程与预后

肌萎缩侧索硬化是一种隐袭起病、致命的、进展性疾病。主诉通常为无力，且大多呈非对称性、局限性，之后扩散累及邻近肌肉，但至病程晚期动眼肌及括约肌也不受累。本病在较早期就有广泛神经元性损害的神经电生理学证据。四肢无力比球部（咽喉肌、舌肌等延髓运动神经元支配）肌肉无力常见，上肢无力比下肢肌肉无力常见（这有可能因为颈段的前角细胞更易损伤）。大约 1/3 病例表现为球部症状。

通常临床医生首先观察到的是肌肉跳动，它是一个特征性的临床表现，大多出现在上肢。

所有散发型 MND 病例从发病起的平均存活时间为 3.5 年，但进行性肌萎缩（PMA）的平均存活时间为 10 年，且研究发现 5 年后 20% 患者存活，10 年后 10% 存活。目前大多资料显示从发病起 50% 患者的平均存活时间为 2.5 年，5 年生存率为 28%。一般发病年龄越早，存活时间越长。

一般认为肌萎缩侧索硬化存在长时间的临床前病程，因为存在耐受和代偿机制。在出现明显的局部征象之前是稳定的，之后疾病才播散至整个运动系统，且疾病进展的速度有相当大的差异。这种临床变异是和疾病抵抗和敏感有关的因素相作用的结果。尸检病理提示：在颈椎和腰椎段残留的运动神经元大约占 1/3，脊髓前角细胞的脱失甚至在疾病的晚期也是明显局限性的，为非对称性的。这种稳定可能和患者的代偿能力有关或与某些前角细胞对肌萎缩侧索硬化的病因有抵抗有关。

有关神经再支配分布的 EMG 资料提示在诊断时病变一般是广泛性的，这意味着在表现为无力和萎缩之前，疾病是活动的并已播散至整个运动系统。静止期会发展，但尚不知道晚期的迅速恶化是由于补偿机制超负荷，还是耐受机制崩溃，而导致功能运动神经元的迅速脱失。研究表明，有些患者确实对疾病有抵抗，在发病后可存活 20 年。

● 十一、肌萎缩侧索硬化的自行缓解

Engel 于 1969 年报道 1 例患者在发病 2 年半后开始恢复，肌力可达正常时的 85%。Mulder 在 1976 年报道在 70 年中他们接诊过 2000 例肌萎缩侧索硬化患者观察到数例最初诊断为肌萎缩侧索硬化的患者相继自愈。其中描述了 1 个 49 岁的外科医生具有上下运动神经元缓解的征象，在发病 6 个月后开始改善，1 年内完全恢复。Rowland 于 1980 年描述了 1 例 18 岁男性具有纯下运动神经元综合征，进展了 14 个月，从 21 个月开始完全恢复。Chad 于 1986 年报道 1 例 25 岁男性表现多灶性无力和肌肉跳动，临床诊断为运动神经元病，症状持续 1 年余，3 年后完全恢复。该患者无单克隆丙球病、血管病及淋巴浸润性疾病等病史，脊髓造影正常，电生理显示多灶性急性和慢性的失神经支配，F 反射延长，H 反射缺乏，运动神经传导阻滞的存在提示多

灶性脱髓鞘的存在。肌肉活检结果为散在和聚集的角形纤维并存，萎缩的肌纤维富含 NADH，中等纤维群组化。作者认为这可能是由于脱髓鞘性近端周围神经病所导致的和运动神经元病酷似的良性运动神经元病综合征。Tucker 于 1991 年报道 4 例具有肌萎缩侧索硬化样综合征的患者，在发病 5～12 个月后，未做任何治疗，完全恢复正常。这几例患者均除外多灶性运动神经病（MMN）和毒物接触史。EMG 显示急性和慢性的失神经支配，运动和感觉传导速度正常。在做腰穿的 3 例患者中，脑脊液蛋白均正常。

因为肌萎缩侧索硬化缺乏特异的实验室检查支持诊断，尚不能确定这些患者是否为典型的散发性肌萎缩侧索硬化。难以想象，在疾病进展中脱失的前角细胞会再生，这些不寻常的病例很可能代表另一组综合征，或许是运动神经元病的一个类型。

大部分肌萎缩侧索硬化的进展是不可避免的，但难以预测速度，病程的明显差异意味着前角细胞变性速度在不同人身上有较大变化。有报告指出某些患者疾病进展可以停止甚至逆转，在病程中肌无力呈线性进展，证实了疾病发展速度存在较大变异，但提出发展速度与患者个人发病年龄或发病部位无关，这与所谓发病年龄及部位决定疾病预后的观点不同。还有人报道称脑脊液蛋白浓度和腱反射亢进也是影响预后的因素。

目前大多数临床医生已认识到确实存在良性的或长病程的肌萎缩侧索硬化，大概占所有病例的 5%。据报道10%～16% 肌萎缩侧索硬化患者生存超过 10 年。球部起病者存活期显著缩短，平均约 2.2 年，一般认为是不良预后的重要指征。表现为 PBP 的患者很少有存活超过 5 年的，而主要为脊髓症状者存活期相对较长些。高龄（>70 岁）和女性是又一危险因素。59 岁以后女性常表现为球部肌萎缩侧索硬化，且发病数也增加。Patten 发现在较长存活期的患者肌肉表现 I 型纤维群组化。相反地，如果肌活检提示小萎缩纤维的集聚预示不良预后。存活期较长者的肌活检可有肌病的表现，血清 CK 可升高（和长存活期相关）。

可逆转的肌萎缩侧索硬化有许多已知的原因如铅中毒、汞中毒。患淋巴瘤时可伴有亚急性运动神经元神经病，最初的报道强调下运动神经元征象，后来认为淋巴瘤伴运动神经元病时可存在明确或可能的上运动神经元征象，许多患者在 8 个月到 3 年内自发缓解，有些自愈。还有些伴有良性或恶性单克隆丙球病的肌萎缩侧索硬化患者也可以恢复，但电生理和病理资料提示这可能是和前角细胞疾病相似的近端轴索病。如前所述，多灶性运动神经病可酷似进行性肌萎缩症，这些患者有些可自行恢复。

　　有一种良性运动神经元病目前也在引起人们的重视，这就是青年上肢远端肌萎缩症（又称平山病，因由日本学者平山造惠 1959 年首先报告而来）或良性局灶性肌萎缩，或单肢 MND。该病多为青年期起病，男性多见，无明显原因出现上肢远端手肌萎缩及无力，累及前臂尺侧，但肱桡肌不受累，故呈斜坡状肌萎缩特征，在发病后 3 ~ 4 年停止发展。患者肌电图显示神经源性损伤，和典型肌萎缩侧索硬化的区别是仅表现为患侧上肢远端 EMG 异常，常伴有健侧上肢远端手肌的 EMG 异常，而患肢近端肌和双下肢的 EMG 大多正常，这和肌萎缩侧索硬化表现为 EMG 四肢广泛神经源性损伤有区别。肌活检为神经源性损害，但病理特点反映了脊髓节段受损较局限，受损肌肉从邻近健康神经元接受神经再支配的能力大，这与肌萎缩侧索硬化相反。病因推测为青年硬膜囊前后径与椎管前后径比例失调，头前屈时反复造成小的损伤引起。

第三节 早期诊断的益处

● 一、早期诊断困难的事实与特点

肌萎缩侧索硬化的发病和早期进展通常是隐匿的，其症状可能直到 12 个月还未被识别和诊断。在诊断评价过程中，患者一般会找一系列不同专业的医学专家就诊，甚至神经病学家也可能无法在病程早期识别肌萎缩侧索硬化。一旦考虑肌萎缩侧索硬化，在作出诊断之前要完成许多实验室检查，因为肌萎缩侧索硬化通常被当做"一个待排除的诊断"。

肌萎缩侧索硬化有两个特性可以解释为什么医生不愿意迅速作出直接诊断：第一，希望发现对药物治疗有良好反应的疾病。宁愿有一些线索不支持肌萎缩侧索硬化的诊断，因为肌萎缩侧索硬化是残酷的、致命的，病程难以改变。第二，肌萎缩侧索硬化没有特异性的诊断性检测指标或标志物。但是，那些对肌萎缩侧索硬化特点敏感的医生可以在肌萎缩侧索硬化患者症状及体征的评估和判断中作出直接的临床诊断。

明确及快速的诊断非常重要，在病程的最初期开始治疗可以给患者提供最大的收益。

在过去，许多医生认为没有作出早期诊断的理由

是因为早期诊断对肌萎缩侧索硬化患者没有什么利益。然而，过去几十年的研究进展显示早期高效的诊断具有明确的优势。第一，高效的诊断评估减少了患者诊断的不确定性，使患者不用为了进行排除性检测而长时间等待。第二，早期诊断可以节约金钱。第三，早期诊断可以使患者和照料提供者及早就诊于肌萎缩侧索硬化专病门诊而获益。第四，也是最重要的一点，不断产生的证据证实早期干预是重要的，不论是使用力如太（唯一已经证实可用于肌萎缩侧索硬化治疗的药物），还是及早使用无创呼吸机或经皮胃造瘘，或者多学科医学干预，或者有条件时进入临床药物试验研究都是有益的。

肌萎缩侧索硬化的诊断焦点在于加快诊断过程。肌萎缩侧索硬化独特的病理学特性可以帮助对诊断过程的理解。世界神经病学联盟（WFN）在1994年出版了肌萎缩侧索硬化的 El Escorial 诊断标准。经过4年的临床使用，WFN 于1998年春天提出了肌萎缩侧索硬化诊断标准的修订版。为加快诊断的速度，应注意提示高度怀疑肌萎缩侧索硬化诊断的早期临床表现。2006年又将神经电生理检查（肌电图和神经传导速度）结果等同于临床体格检查，提供了早期诊断的可能性。

以做出准确和直接的诊断为目标，已有专家建立了一套诊断规则或流程图来针对怀疑肌萎缩侧索硬化的患者的评估。

●二、早期诊断的优势

在肌萎缩侧索硬化病程早期应该开始治疗，因为那时尚有较多运动神经元存活，可以从治疗性干预中获益，比更晚时间开始的治疗会得到更多益处。这个根本的原则得到了有关肌萎缩侧索硬化中下运动神经元丢失的病程研究结果的支持。研究结果显示在病程早期运动神经元丢失的速度较快，而后丢失速度减缓。这些发现可能解释了存在相对脆弱的运动神经元和相对强壮的运动神经元。治疗主要针对易受损的运动神经元。

不断增加的临床资料支持早期治疗会取得更大的药物疗效。有肌萎缩侧索硬化类似表现的啮齿类动物模型是研究药物效果和作用机制的有用工具。对这个模型的进一步研究显示在小鼠病程早期使用力如太在延长生存期方面的效果更好。

人类肌萎缩侧索硬化的临床资料也支持早期治疗的有益疗效。在Ⅲ期临床试验中，力如太的效果在入选试验时病情较轻的患者比入选时病情较重的患者要好。在入选试验前较长的病程提示着病情可能更严重，这点可通过较严重的肌力减退和较明显的用力肺活量下降观测到。疾病的病程由症状发作起开始计算。

力如太在双盲安慰剂对照试验中显示可延长患者的生存期。另一个评价药物疗效的方法显示患者从一个健康状态转化到病情严重状态的时间将更长。从这些结果可以得出的一个结论是，加速肌萎缩侧索硬化的诊断可以使患者更早的接受力如太治疗或进入其他药物试验，从而有更多机会证实药物的疗效，并从中获益。

● 三、早期诊断的必要性和紧迫性

尽快尽早的明确肌萎缩侧索硬化的诊断，可使患者和他们的家人参与治疗决策，从医学和伦理上讲都有紧迫性。

肌萎缩侧索硬化的兴奋毒性机制和可能减慢肌萎缩侧索硬化进展的力如太的出现为肌萎缩侧索硬化的早期治疗提供了生物学基础。在疾病早期阶段有较多未损坏的神经元，神经保护剂力如太更有效地保存运动神经元数量和功能。

1. 肌萎缩侧索硬化兴奋毒性机制　在过去 5 ~ 6 年中，肌萎缩侧索硬化领域已经有了巨大的进展。科学家和临床医生正在开始在描述疾病、病理机制及治疗方面使用相同的词汇交流。两个相互交叉的研究领域为肌萎缩侧索硬化治疗提供极大希望：兴奋毒性和

活性氧。肌萎缩侧索硬化的兴奋毒性的概念是由Rothstein及其同事提出的，得到广泛支持。各种资料提示在肌萎缩侧索硬化中谷氨酸和谷氨酸能兴奋毒性至少参与了神经元的细胞凋亡。然而，谷氨酸能兴奋毒性不是肌萎缩侧索硬化发病唯一的机制，钙内流和活性氧（ROS）也牵涉其中。ROS在肌萎缩侧索硬化中的重要在于发现了家族性肌萎缩侧索硬化由过氧化物歧化酶1（SOD1）的突变所引起，SOD1是一个自由基防御酶。目前已累积证据表明ROS不仅参与家族性肌萎缩侧索硬化而且也参与散发性肌萎缩侧索硬化，这些不同的机制的交互作用可能相当复杂，而且包括阳性的反馈通路。ROS可能在各种不同的方面破坏细胞，包括在诱导和促进运动神经元细胞凋亡方面。或许也有谷氨酸能兴奋毒性和ROS之间的交互作用。谷氨酸水平增加触发钙内流，通过酶及非酶性激活产生ROS，进而攻击线粒体。当线粒体受损伤时产生ATP（能量的一种形式）减少，细胞能量供应减少后细胞对兴奋毒性更易损。谷氨酸摄取缺陷和钙（或钠）逆向转运体功能缺陷均涉及ATP缺乏，细胞去极化通过谷氨酸能和NMDA受体进一步加剧钙内流。因此，由ROS诱导的损害因细胞能量供应丢失更加剧。药物治疗干预这种级联反应可以减慢疾病的进展，而且在肌萎缩侧索硬化发病机制的基本水平上使神经化学反应趋于正常。

2. 力如太的临床和实验研究　1994年有关力如太治疗肌萎缩侧索硬化的第一个研究报告发表，之后由一项较大的包括北美各中心在内的研究确认其结果。虽然力如太不能治愈肌萎缩侧索硬化，但从临床试验角度似乎很明确它确实可影响肌萎缩侧索硬化进展速度。它在肌萎缩侧索硬化的治疗中是医学上、也是精神上的突破性进展。

最近显示使用力如太的肌萎缩侧索硬化患者脑内N-乙酰基天冬氨酸（NAA）急性增加。NAA是神经元的代谢物，可作为线粒体健康的标志物。这提示肌萎缩侧索硬化患者使用力如太后神经元功能和生存至少短期有改善。

3. 及早治疗的生物学论证　肌萎缩侧索硬化及早治疗有生物学的合理性。神经保护剂显然对一些运动神经元有效，在运动神经元群多数死亡之前，理论上治疗的获益最大。从另一种方面，如果力如太对突触有影响，它将会对上百万突触有影响而非上千个突触或一个突触。这样，药物的治疗效果会整合神经系统的所有存活的细胞和突触。而且，如果肌萎缩侧索硬化病理生理学包括一个谷氨酸、钙和ROS的恶性循环，同样的治疗在疾病早期会比晚期效果明显。回顾性分析支持力如太和安慰剂相比，早期使用对肌萎缩侧索硬化比晚期肌萎缩侧索硬化在疗效上有显著统计学差异。

4. **及早治疗的伦理学论证**　肌萎缩侧索硬化有效治疗的发展所带来的伦理观念方面的改变也支持及早告知诊断。我们对待肌萎缩侧索硬化有了实质性改变，即我们在讨论早期诊断和及早告知。在老的肌萎缩侧索硬化模式中，因为没有基本治疗，潜规则一般是"保护"患者不让其知道诊断。这意味着等候数月观察症状的发展，诊断是排除性的。在告知诊断之前要100%确定。

因为有了基本治疗可以影响病程，虽然不是治愈，也促进处理肌萎缩侧索硬化的新模式逐渐形成。可以在90%~95%可能性时告知患者肌萎缩侧索硬化的诊断。这种新模式合乎逻辑，但患者一定要立即参与，协助决定治疗的适当时机并且权衡相应的治疗获益和副作用的个体化差异。能够作出知情后的决定是肌萎缩侧索硬化治疗中的一个特点。一旦神经科医生作出诊断，有必要让患者和家人决定如何着手下一步。完全知情的患者可能接受或者拒绝治疗，可权衡治疗及副作用。

医生不能替患者决定，为减慢 10%~15% 疾病进展，是否值得承受某种程度的副作用需要患者来定。况且在国内患者还要承受沉重的经济负担（目前大多数国家力如太是医疗保险覆盖的，有些国家是完全免费提供的，医生和患者要考虑的只有副作用）。

● 四、早期诊断的意义是尽可能长的维持最佳的健康状态

肌萎缩侧索硬化病程一直无分期系统。在力如太安慰剂对照临床实验的回顾性分析中尝试对疾病分期。这一分期中，将肌萎缩侧索硬化病程分成五种健康状态（轻度期、中度期、严重期、终末期及死亡），以确定力如太治疗干预是否影响患者在不同的阶段中度过的时间。力如太治疗组和安慰剂治疗组相比，患者疾病在轻度期和中度期的时间（加在一起）显著延长（力如太组 317 天比安慰剂组 242 天）。和安慰剂组相比，力如太组并不影响轻度期、严重期及终末期的平均时间，但可延长肌萎缩侧索硬化在中度期的时间。在所有肌萎缩侧索硬化病程阶段中，处于该状态的时间有 75%。

生存分析提示，力如太治疗组在中度期、严重期和终末期健康状态的相对危险性少于 1.0，而轻度期健康状态相关危险性保持在 1.0。中度、严重及终末期的

患者衰竭时间延长，而肌萎缩侧索硬化中度期显著延长。这些研究结果指出未来治疗干涉研究应该考虑死亡为终点之外的其他明确定义的各种疾病阶段。类似于肿瘤治疗学所采用的分期系统，建立肌萎缩侧索硬化分期系统，对于早期诊断有一定意义。如果能在早期诊断，而且正确区分疾病的阶段，治疗可能更恰当，这一趋势也成为肌萎缩侧索硬化治疗试验设计时要考虑的问题。

原始版和修正版 El Escorial 标准考虑了建立诊断的可信度水平。使得定义肌萎缩侧索硬化病程的阶段成为可能。肌萎缩侧索硬化分五个健康状态，死亡是其中五个状态之一。每个疾病阶段有特定标准：

一期（轻度）肌萎缩侧索硬化：最近刚诊断，这意味着发病时间较短，三个区域（球部、颈髓和腰髓）之一有轻度损害。轻度肌萎缩侧索硬化患者在说话，日常生活中上臂活动和走动独立，不依赖他人。

二期（中度）肌萎缩侧索硬化：所有三个区域为轻度损害，或一个区域中度或严重损害伴另外二个区域正常或轻度损害。

三期（严重）肌萎缩侧索硬化：提示患者在二或三个区域中度损害。言语构音障碍，和（或）患者需要协助走路，和（或）患者日常生活的上臂活动需要协助。需要协助走路的患者不能够跨入轿车或者上公共汽车上班，如果以前仍在工作，通常在此阶段停止工作。

四期（终末）肌萎缩侧索硬化：患者有至少两个区域无功能和第三个区域中度或无功能。

五期肌萎缩侧索硬化：死亡。

第四节 诊断标准

● 一、诊断标准

国际神经病学联盟于 1994 年在西班牙依斯格雷（EL Esconial）确定了肌萎缩侧索硬化研究诊断标准（1998 年修改）。这些标准以临床为基础。诊断肌萎缩侧索硬化应该有：

1. 临床，电生理或神经病理学检查证实的下运动神经元变性的征象。

2. 临床检查证实的上运动神经元征象和。

3. 征象在一个部位内或向其他部位呈进行性发展。

应该没有：

1. 能够解释上或（和）下运动神经元变性征象的其他疾病具有的电生理学检查证据。

2. 能够解释所观察到的临床和电生理学检查表现的其他疾病具有的神经影像学证据。

● 二、诊断步骤

肌萎缩侧索硬化的诊断要依据下列几点：

1. 病史。体检和恰当的神经系统检查以确定临床表现提示临床可能（possible），临床很可能（probable），临床确诊（definite）ALS。

2. 电生理检查肯定临床上受累部位的下运动神经元变性的证据，确定临床上非受累部位的下运动神经元变性的证据，并排除其他疾病。

3. 神经影像学检查确定可排除其他疾病的证据。

4. 临床实验室检查。根据临床判断选择，以确定可能的肌萎缩侧索硬化相关综合征。

5. 神经病理学检查以明确是否可以确定或排除散发性肌萎缩侧索硬化，合并存在的散发性肌萎缩侧索硬化，肌萎缩侧索硬化相关综合征，肌萎缩侧索硬化变异型。

6. 在至少 6 个月内重复临床和电生理检查以确定病情进展的证据。

● 三、诊断级别

具体的诊断标准如下：

1. 临床确诊 ALS 需要达到以下条件 　上运动神

经（UMN）和下运动神经（LMN）体征在球部和至少2个脊髓区域出现；或 UMN 和 LMN 体征至少在3个脊髓区域出现。

2. **临床很可能 ALS 需达到以下条件**　UMN 和 LMN 体征至少在2个区域内出现，而且在 LMN 体征的头侧有一定的 UMN 体征。

3. **实验室支持的临床很可能 ALS 需达到以下条件**　UMN 和 LMN 体征在一个区域内出现或 UMN 体征单独在一个区域内出现和 LMN 电诊断证据至少在2个区域内出现并且神经影像和临床实验室检查排除了其他病因。

4. **临床可能 ALS 需达到以下条件**　UMN 和 LMN 体征在一个区域内出现或 UMN 体征单独在2个或更多区域内出现或 LMN 体征在 UMN 体征的头侧出现，而且临床背景不能证实实验室支持的临床很可能的 ALS 的诊断。

第四章　肌萎缩侧索硬化的治疗

第一节　肌萎缩侧索硬化处理原则

在制定肌萎缩侧索硬化治疗的具体方案时，通常参考 1999 年美国神经病学会发布的肌萎缩侧索硬化的处理原则：①要高度重视患者自身的决定和自主性，要充分考虑患者及其家属的社会文化心理背景；②给予患者及其家属充分的信息和时间以便做出对各种处理方案的选择，而且这些选择会随病情变化而改变；③医务人员应给予患者连续和完整的医疗和护理。

肌萎缩侧索硬化目前尚无治愈的方法。但近些年临床医生对其治疗类型和模式进行了总结，对病因治疗如力如太、营养支持（如 PEG）、呼吸支持（如 BiPAP）、抗抑郁治疗及并发症的治疗进行了肯定，对肌萎缩侧索硬化病情进展的监测及随访方法的价值有了进一步认识。目前临床肌萎缩侧索硬化治疗大多为对症治疗、康复治疗，针对病因的治疗根据不同学说也进行了许多研究。

对神经科医生来说，对肌萎缩侧索硬化的处理包括：恰当和准确的诊断，及时告知患者及家属真实的诊断和预后；对自然病程，预后充分了解；及对病情发展评价方法的充分了解；熟悉对症治疗、镇静及康复治疗；熟悉对症治疗、康复医学及镇静治疗；随诊，观察病情变化，进一步确定预后和分型。明确交代大部分患者智力，性功能和大小便功能完好；鼓励患者进行正常生活及肢体功能训练。

确定诊断后告知患者并进行随访。一旦作出初步诊断，并经过肌电图证实，且由实验室检查除外其他疾病，应及时而恰当的告知患者及家属真实的诊断和预后。并且和患者预约，每月复诊随诊一次，观察病情变化，以进一步确定预后和分型。

肌萎缩侧索硬化并不是常见病，患者对其所知甚少。应明确地向患者交代病情进展。应该鼓励患者尽量坚持正常的生活。鼓励患者参观康复中心，进行肢体功能训练。

大多数患者都可表现出幻灭、绝望、愤怒、易激惹的情绪。后期绝大多数患者不仅对配偶、朋友，而且对医生也产生对立情绪。适当的抗抑郁治疗有利于提高患者的生活质量。

在临终前绝大多数患者有构音障碍，在国外临终关怀机构入院时只有25%的患者有正常说话能力。及早期由语言康复医生指导非常重要。处理措施包括鼓励患者减慢讲话速度，局部使用冰块或巴氯芬能帮助患者减轻舌肌痉挛，软腭修复及软腭抬高也有帮助。

严重球部症状的患者经常遇到一个问题就是流涎。正常人每天有 200～300ml 的唾液产生并吞咽入肚。丧失自主吞咽功能后，头部在直立位时就可造成流涎。应该让家属及朋友知道流涎并不是智能受损的征象。帮助措施包括颈部支持、头位校正、口腔感染的治疗。已证实抗胆碱能制剂（如阿托品或东莨菪碱）皮肤涂擦有效，阿米替林可帮助患者改善睡眠和心境。

对于 50%～70% 的肌萎缩侧索硬化患者来说主要问题是咽下困难及呛咳，可导致窒息、脱水、体重下降、流涎和吸入性肺炎。应鼓励患者吃自己觉得轻松舒适的食品，避免刺激性食物造成的咳嗽和憋气。有些药物可以帮助解决吞咽困难，如巴氯芬可减轻痉挛，有时剂量可达 80～90mg。抗胆碱能制剂通常无效并可增加流涎。必要时可放鼻饲管或经皮胃造瘘术置管，避免经口呛咳引起的上呼吸道感染。

绝大多数肌萎缩侧索硬化患者死于呼吸衰竭，通常合并不同程度吸入性肺炎。大约 45%～64% 的患者会因肌肉痉挛、关节僵硬、便秘、腹强直及皮肤压迫出现疼痛。处理措施包括摆正姿势（使患者处于放松的体位），药物方面（可使用肌松剂，如妙纳、巴氯芬等），也可使用非激素类抗炎药及阿片制剂（病情晚期），以减轻患者痛苦。

第二节　肌萎缩侧索硬化诊治现状

在国外，虽然各国、各中心服用力如太进行治疗的比例有所不同，但基本都保持比较高的使用率。如爱尔兰，99%由肌萎缩侧索硬化专家照料的患者和61%由普通神经病学家照料的患者用力如太治疗。在英国，临床最佳国立研究所（NICE）专门为国家卫生部门提供采取最佳治疗和照料方案的证据，从而为国家节省医疗开支，其制定的指南就推荐使用力如太作为肌萎缩侧索硬化患者重要的和有价值的治疗，研究说明及早服用力如太最终还节省了总体医疗成本。

在国内，因为诸多因素，很多患者根本得不到及时、正确的治疗。甚至许多患者不知道目前科学、正确的治疗观念，致使患者放弃正规的治疗方案，辗转于全国各地，听信个别打着"包治百病"幌子招摇撞骗的人。结果不但浪费了精力、金钱，更重要的是耽误了病情，甚至误诊误治，使患者及家属背上沉重的心理及经济负担。

第三节　肌萎缩侧索硬化治疗的
类型和模式

● 预防发生
● 治愈（使疾病的损害逆转）
● 阻止发展（不能使疾病的损害逆转）
● 减缓发展
　■ 病因治疗：力如太
　■ 营养支持：PEG
　■ 呼吸支持：BiPAP
● 减轻影响
　■ 教育
　■ 支持，全体患者和家庭，受损特定功能的恢复
　■ 减轻症状

以上是治疗肌萎缩侧索硬化的分类。

目前对肌萎缩侧索硬化患者来讲，预防发病、治愈甚至阻止病情的发展都是不可能的。如果有治愈和控制疾病发展的治疗，其疗效在单个患者就会很明显地体现出来，而事实是目前在临床上只能做到有限的减缓肌萎缩侧索硬化病情发展或延长生命，以及减轻

疾病给患者带来的痛苦和不便。

第四节 肌萎缩侧索硬化治疗评估

● 一、肌萎缩侧索硬化病情进展的监测及随访

肌萎缩侧索硬化目前尚无理想的治疗方法，对患者病情及神经功能状态准确、客观、科学的评估，对疾病进展程度和新治疗试验疗效的评价就显得极为重要。

● 二、存活

将肌萎缩侧索硬化患者的存活作为临床观察指标无疑是合理的，但随着侵入或非侵入通气支持技术与营养支持的发展和应用使得这一指标受到质疑。越来越多的证据显示双水平正压通气机（BiPAP）和经皮胃肠造瘘（PEG）可以延长患者的生命。因此，如果将存活作为终点观察指标，设计新药的临床观察方案必须考虑双水平正压通气机（BiPAP）和经皮胃肠造瘘（PEG）的因素。

● 三、运动系统特定损害的测定

临床常用的手工运动测定（MRC 评分）虽然应用广泛，但有医生主观因素影响且无法标准化，因此肢体肌力推荐用定量肌力仪。呼吸功能测定建议用用力

肺活量（FVC），因为呼吸总量常无法真实反应肌萎缩侧索硬化患者的呼吸功能。球部功能尚无理想的评估办法，目前主要用综合量表。前角细胞功能可用电生理对运动单位数目进行评估。上运动神经元功能常根据临床测定、电生理测定（如经颅磁刺激）和功能性影像学测定（如磁共振波谱）。

● 四、综合测定

应用综合量表进行评估，目前常用的有：肌萎缩侧索硬化功能缺失量表（ALS-FRS），Appel 量表及生活质量量表（SIP，ALSAQ-40）等。

1. 肌萎缩侧索硬化功能评分量表（ALS-FRS）及改良表 主要由四个球部——呼吸功能、两个上肢功能（用餐具和穿衣）、两个下肢功能（走路和爬楼梯）及两个其他功能（穿衣及洗漱、床上翻身）组成，评估：从 0（不能完成任务）到 4 分（正常）。其优点是：简便、容易操作、应用广泛，其敏感性、可靠性和稳定性已得到广泛确认，和已有的其他评估量表可比性和相关性强。其缺点是对呼吸功能评价比重较小。但设计者已认识到这一点，对量表进行了改良，增加了呼吸功能的评分强度，还适用于呼吸支持的使用者。该表是目前临床药物试验及日常工作应用最多的评估工具。

ALS 功能评分量表

姓名_____出生年月（1999-03-20）_____－____－_____性别（男　女）病例号_____/

1. 言语

4 *	正常言语
3	可觉察的言语障碍
2	重复后别人才能理解
1	说话夹带非声音性交流
0	失去正常的说话能力

2. 流涎

4	正常
3	轻度但明确的唾液过多；夜间流涎
2	中度唾液过多；可轻度流涎
1	明显唾液过多并流涎
0	明显流涎；需频繁使用手纸（绢）

3. 吞咽

4	正常饮食习惯
3	早期饮食障碍，偶有呛咳
2	饭食习惯改变

续　表

| 1 | 需要辅助鼻饲 |
| 0 | NPO（专一肠外或肠内营养） |

4. 书写

4	正常
3	缓慢；所有字尚可辨认
2	部分字不能辨认
1	能握住笔但不能写
0	不能握住笔

5a. 使用餐具（未行胃肠造瘘术者）

4	正常
3	有些缓慢或笨拙但无须帮助
2	缓慢、笨拙但无需帮助
1	笨拙，需要帮助
0	需别人喂

5b. 使用餐具（行胃肠造瘘术者）

4	正常
3	笨拙但能独立完成所有操作
2	需要人帮助关闭和固定

1	可协助看护者
0	不能完成任何操作

6. 穿衣和洗漱

4	正常
3	独立完成但费力、效率低
2	间断辅助或替代
1	需要协助
0	完全靠他人

7. 床上翻身和整理被服

4	正常
3	有些缓慢或笨拙但无须帮助
2	能翻身和调整被服，非常费力
1	不能单独翻身和调整被服
0	完全靠他人

8. 行走

4	正常
3	早期步行困难
2	辅助下步行

续　表

1	仅有非行走性的活动
0	无有意识腿部活动

9. 爬楼梯

4	正常
3	缓慢
2	轻度不稳或疲乏
1	需要协助（包括栏杆）
0	不能

10. 呼吸困难

4	无
3	行走时发生
2	在所列之一或更多时发生：吃饭、洗澡、穿衣（ADL）
1	休息时发生，坐或躺时均呼吸困难
0	显著困难，考虑用机械呼吸支持

11. 端坐呼吸

4	无
3	呼吸短促造成夜间睡眠困难

续　表

2	日常枕头未超过两个
1	需要更多枕头才能睡觉（超过两个）
0	不能睡觉

12. 呼吸功能不全

4	无
3	间断使用 BiPAP
2	晚间持续使用 BiPAP
1	白天和晚间持续使用 BiPAP
0	气管插管或气管切开，侵入性机械通气

*　得分

2．**APPEL 量表**　由美国贝勒医学院 1987 年设计，1995 年改良。注意了呼吸功能和临床肌力测定。便于测定病情发展的进程。指标由 16 个临床检查（1个肺功能和 15 个肢体功能）和 3 个主观评价组成。缺点是球部功能缺乏客观和定量的评价方法，临床人工肌力测定对变化不敏感。

APPEL 量表

评分日期 （　　） _____－__－__姓名　　　出生年月 （如）

性别 （男　女） 病例号　　　　　　　/

部位	功能及评估指标	评分	
球部	吞咽	3～15	
	语言	3～15	
呼吸	VC	6～30	
肌力	上肢肌力	2～14	
	下肢肌力	2～14	
	手握力	1～4	
	外侧夹力	1～4	
下肢肌肉功能	从椅子里站起来	1～5	
	由卧位站起来	1～6	
	步行20m	1～5	
	需要辅助设备	1～5	
	上或下四个标准楼梯台阶	1～6	
	臀及腿	1～8	
上肢肌肉功能	穿衣及吃饭	1～5	
	驱动轮椅20m	1～6	
	上肢及肩膀	1～6	
	切割测验	1～6	
	插板测验	1～5	
	积木移动协调试验	1～5	

3. ALSAQ-40（ALS 自我评估问卷） 在缺乏肌萎缩侧索硬化特异的生活质量量表的情况下，由牛津大学 1999 年设计完成。其指标有：身体运动能力、饮食能力、社会交往能力、情绪反应。优点是：简单、可操作性强，可用于患者自我评价生活质量，便于信函随访。缺点是：有些问题过于相似，患者较难把握准确。

ALS 患者自我评估问卷（ALSAQ-40）

姓名_____出生年月_____－_____性别（男 女）

病例号_____／评估日期（　　）_____／

● 请尽快完成这个评估问卷。如果患者填评估问卷有困难，请让别人帮助患者填，但它应是患者本人的回答。

● 评估问卷由一系列描述您过去两个星期以来经历的困难组成。回答没有正确或者错误之分，您的第一个回答可能对患者来说最准确。

● 请在最符合患者自己经验或感觉的方格里打勾。如患者一点也不能行走，请在总是/完全不能里打勾。每个问题请打一个勾。

● 即使一些问题看上去和别的相似或者和患者无关，也请您尽量回答所有问题。

		从无	很少	有时	经常	总是/完全不能
身体运动能力	1. 短距离行走困难（如在房子周围）	☐	☐	☐	☐	☐
	2. 行走时会摔跤	☐	☐	☐	☐	☐
	3. 行走时会绊倒	☐	☐	☐	☐	☐
	4. 行走时会失去平衡	☐	☐	☐	☐	☐
	5. 行走时必须集中精力	☐	☐	☐	☐	☐
	6. 行走使我精疲力竭	☐	☐	☐	☐	☐
	7. 行走时腿痛	☐	☐	☐	☐	☐
	8. 上下楼梯困难	☐	☐	☐	☐	☐
	9. 站起来困难	☐	☐	☐	☐	☐
	10. 从椅子上起来困难	☐	☐	☐	☐	☐

		从无	很少	有时	经常	总是/完全不能
生活自理能力	11. 使用臂和手困难	☐	☐	☐	☐	☐
	12. 在床上翻身、挪动困难	☐	☐	☐	☐	☐
	13. 拿东西困难	☐	☐	☐	☐	☐
	14. 拿书或报纸或者翻页困难	☐	☐	☐	☐	☐
	15. 书写困难	☐	☐	☐	☐	☐
	16. 在房子周围做事困难	☐	☐	☐	☐	☐
	17. 自己进食困难	☐	☐	☐	☐	☐
	18. 梳头或刷牙困难	☐	☐	☐	☐	☐
	19. 穿衣服困难	☐	☐	☐	☐	☐
	20. 用脸盆盥洗困难	☐	☐	☐	☐	☐
饮食能力	21. 吞咽困难	☐	☐	☐	☐	☐
	22. 吃固体食物困难	☐	☐	☐	☐	☐
	23. 喝液体困难	☐	☐	☐	☐	☐

续　表

		从无	很少	有时	经常	总是/完全不能
社会交往能力	24．参加会话困难	□	□	□	□	□
	25．我说话别人难以理解	□	□	□	□	□
	26．说话时结巴	□	□	□	□	□
	27．说话必须非常慢	□	□	□	□	□
	28．与过去比我说话少了	□	□	□	□	□
	29．说话使我沮丧	□	□	□	□	□
	30．说话害羞	□	□	□	□	□

续　表

		从无	很少	有时	经常	总是/完全不能
情绪反应	31. 我感到孤独	☐	☐	☐	☐	☐
	32. 我感到厌烦	☐	☐	☐	☐	☐
	33. 在公共场所窘迫	☐	☐	☐	☐	☐
	34. 感到将来没有希望	☐	☐	☐	☐	☐
	35. 我担心成为别人的拖累	☐	☐	☐	☐	☐
	36. 不知道为什么要活着	☐	☐	☐	☐	☐
	37. 对生病感到愤怒	☐	☐	☐	☐	☐
	38. 感到抑郁	☐	☐	☐	☐	☐
	39. 担心病情将来对我的影响	☐	☐	☐	☐	☐
	40. 感到没有自由	☐	☐	☐	☐	☐

第五节　肌萎缩侧索硬化治疗
研究进展

● 一、运动神经元病的治疗回顾

早期大多数肌萎缩侧索硬化治疗试验由于不随机、未设对照，其结果并不可靠。实验设计的精心选择、适当数量的匹配良好的病例及对照、固定可靠的评估标准是评价任何一种治疗模式的基础。但近年来随机、设对照的治疗试验也未得到肯定有效的结论。

未设对照的不成功试验包括维生素 E、维生素 C 及维生素 B_{12}，青霉胺及其他螯合剂（Conradi，1982）、阿米替林（amitriptyline）及左旋多巴、胰腺提取物、抗病毒剂 amantadine，isoprinosine，idoxuridine（Engel，1969）及胍乙啶、超活体染料台盼红、一叶萩碱（一种中枢神经刺激剂）、经修饰的神经毒（银环蛇毒）（Rivera，1980）。

其他小规模及无对照的试验如转移因子（Jonas，1979），干扰素（Rissanen，1980），halazinol，一种 cAMP 磷酸二脂酶抑制剂）（Brooks，1978），卵磷脂（Kelemen，1982），睾酮（Jones，1982），纳洛酮

（Silani，1983），血浆置换（Olarte，1980）等均无效。牛脑神经节苷脂（Bradly 1984），其可以促进轴突发芽，但在肌萎缩侧索硬化临床试验，双盲对照、每日40mg，6个月未见效。

促甲状腺释放激素（TRH）曾一度引起广泛关注。据悉外源性 TRH 可纠正内源性 TRH 的不足，对受损下运动神经元产生神经递质样营养性影响，减少上神经元的过度兴奋。支持者肯定其效果，认为通过1~5个小时增加静脉输液剂量或一次大剂量鞘内注射可在短期内改善 50% 肌萎缩侧索硬化患者上、下运动神经元症状。但安慰剂对照试验很快就证明它是无效的。

其他治疗还包括：bromocriptine、octacosanol（二十八烷醇）、黑色素细胞刺激素，另外 ACTH4-10 也可促进轴突发芽及神经再生。

二、已进行的药物治疗试验

近年来，自身免疫学说、兴奋氨基酸毒性学说、自由基学说、线粒体异常代谢学说等几大学说在散发性肌萎缩侧索硬化发病机制中占主流，围绕这些学说针对病因的治疗比较常用。

1. 自由基、氧化应激及线粒体功能和能量代谢学说　主要是清除自由基：大剂量维生素，即维生素 E

800～1000mg/d，维生素 C 500mg/d 每日 3 次或每天再加维生素 A 1000IU 和复合维生素 B1 片。但目前未获得明显延缓肌萎缩侧索硬化病程的证据。AEOL10150 治疗可以延长肌萎缩侧索硬化转基因大鼠模型的存活。辅酶 Q10，一个抗氧化剂和线粒体的共因子，在前期研究中耐受性很好，现在评价中。156 个肌萎缩侧索硬化患者以 10mg 肌酸治疗 5 天后接着每日 5mg 肌酸或安慰剂随访总共 9 个月的临床对照试验在美国进行。但结论不一致。

2．兴奋氨基酸毒性学说　谷氨酸释放抑制剂力如太在肌萎缩侧索硬化患者及转基因动物治疗中取得较好疗效。是目前唯一通过美国 FDA 认证并在全球广泛使用的药物。

3．免疫学说

肌萎缩侧索硬化自身免疫证据虽然较多，但免疫抑制剂治疗肌萎缩侧索硬化疗效并不理想，Drachman 等提出肌萎缩侧索硬化为非常规自身免疫病的设想，认为免疫治疗受到挫折，并不能否定免疫学异常，免疫治疗试验有必要继续进行如人脐带血治疗。

4．神经保护性治疗

法国赛诺菲公司研制的类神经营养因子 SR57746A 已通过大型的 Ⅱ 期临床治疗试验证实可减缓肌萎缩侧

索硬化患者呼吸功能衰退，Ⅲ期临床结果乐观（xaliproden），这种口服药通过促进大量神经生长因子的合成，对不同阶段的病症都会起作用。

5. 减缓运动神经元的细胞凋亡　米诺环素（minocycline）是一个半胱天冬酶抑制剂和小胶质抑制剂，临床前期研究显示有益。Ⅲ期临床药物试验显示无益。

6. 抗病毒策略

一项艾滋病毒蛋白抑制剂 ritonavir 联合羟基脲治疗肌萎缩侧索硬化的研究已结束，宣告失败。

7. 针对炎症和小胶质激活作用　格拉默（glatiramer acetate），一个被美国食品药品管理局核准作为治疗多发性硬化的多肽混合物，证明在肌萎缩侧索硬化的转基因鼠模型中有中等益处，哥伦比亚大学进行前期试验无明显益处。

8. 其他　蛋白激酶 C 抑制剂 tamoxifen 正在进行早期临床的测试。

● 三、有希望的药物试验

前面讨论了过去十几年研究肌萎缩侧索硬化的部分进展。但对肌萎缩侧索硬化知识的深入了解不能满足肌萎缩侧索硬化治疗的需要，说明开发肌萎缩侧索硬化的治疗是一项长期、艰巨的任务。其中包括了解使运动神经细胞再生的条件或增强神经细胞的自我修复能力。

虽然在过去20年中许多治疗肌萎缩侧索硬化的试验都失败了，但有几种药还是有希望获得成功。下面简要介绍这几种药物。

1. **神经营养因子** 神经营养因子是神经细胞生长、维持和成熟所需的天然蛋白质。正如前面介绍的，有证据说明神经生长因子能够延迟运动神经退化中神经细胞的丢失。在神经细胞受损的模型中，这些生长因子具有提高修复率的能力。因此可以说明：对于肌萎缩侧索硬化，这类药物可以促进神经细胞的修复，提高神经细胞的存活率。有几种药已经或正在酝酿之中。

（1）合成脑衍生神经生长因子（R-metHuBDNF）虽然最初 BDNF（r-metHuBDNF）皮下注射研究没有减慢肌萎缩侧索硬化进程，但有可能与药物不能通过血脑屏障有关。有两个试验正试图克服这种不足：第一种包括 BDNF 内膜的配给。使用一种培植的 BDNF 喷射体能够直接作用于脑脊髓神经系统。这一作用途径可以用较小量的、较好的耐药力使大量的 BDNF 直接进入最需要的地方。能够建立药物的稳定级。喷射体的培植是安全的，而且耐药力好。现在的研究目标就是把肺部疾病的发展速度降低25%。第二种药物试验是皮下高剂量的 r-metHuBDNF。1999 年第一季度开始注册,在美国是被禁止的。

(2)神经胶质衍生的神经营养因子(GDNF) 这是另一种天然存在的生长因子,现已证明它能保护和挽救运动神经元。这一药物试验涉及药物对 CSF 的直接作用。但是与内膜 BDNF 试验相反,它是通过移植法将导管直接插入脑室内,然后通过一个附加接口给药。目前的研究包括一小部分患者进行第一阶段的试验。该阶段主要是保证药物和供药途径的安全。现已完成注册。

(3)肌营养素(myotrophin) FDA 尚未批准临床使用 myotrophin(类胰岛素样神经营养因子 rhIGF-1)。1998 年 5 月 12 日,FDA 曾给 Cephalon 公司发信,指出为了 myotrophin 获得批准,需补充资料。虽然 rhIGF-1 可以减慢功能性损伤的进展,减慢肌萎缩侧索硬化患者生活质量恶化的速度,但在两个 rhIGF-1 有效性随机临床试验中,只有一个显示降低了死亡率和临床恶化的速度,改善了生活质量。另一个在北美进行的药物试验中,试验人数(NNT)少于 20 个人。已丧失活动能力 9 个多月的肌萎缩侧索硬化患者,存活期超过 30 个月的有 6 人每天 0.1mg 皮下注射 rhIGF-1,8 人每天用 0.05 或 0.1mg 皮下注射 rhIGF-1。这一数字说明，这种生长因子对肌萎缩侧索硬化有很大的作用。但是只有 53% 的患者完成了北美研究调查，而且结果有很大的不同。相反，欧洲研究的调查草案在两种方法的试验中没有显示出很大的不同。以上两种结果就是围绕这种药物争论的核心问题。

（4）小分子神经生长因子　Amgen 和 Guilford Pharmaceuticals 正在研究一种新型的神经生长剂，定义为小分子神经生长因子。这是一种口服的活性神经生长剂，能穿过血脑脊液屏障。其与神经生长因子（NGF）、BDNF 和 GDNF 结构相似，具有活动性。希望它对受损的神经元有直接作用，并促进神经元的修复。药物试验还限制在前期试验阶段。

2. 新型抗谷氨酸药　两所美国大学正在对 50 个患者进行谷氨酸盐对抗剂（LY300164）和治疗肌萎缩侧索硬化的安慰剂的对比研究。目前还没有有效的结果。

3. 加巴泮汀（gabapentin，neurontin）　加巴泮汀随机双盲安慰剂对照临床药物试验第三阶段的研究结果已完成。研究的焦点是想确认以前观察到的肌萎缩侧索硬化患者手臂肌肉无力的速度减慢这一现象，但未能重复。

4．肌酸疗法　这种药起作用的确切机制还不完全清楚，但可能主要是由于肌氨酸抗氧化的功能。类固醇的存在也可能增加了肌肉纤维。在延迟突变型 SOD1 老鼠发病时间的研究基础上，一种肌氨酸安抚剂药物试验正在按步骤进行。

5．基因疗法　基因疗法治疗肌萎缩侧索硬化的疗效还没有临床药物试验研究，但是，一种新型药剂已经被新治疗学发现。嘌呤的相似体有能力改变使神经细胞再生的蛋白质基因。这些药目前正在进行前期研究。另外正在积极探索利用腺病毒媒介物将破译的神经生长因子基因直接传送到受损的运动神经元。在自然出现肌萎缩侧索硬化的老鼠中，初步研究显示其寿命增加了 50%。

● 四、肌萎缩侧索硬化未来病因治疗试验的策略与展望

多项随机双盲临床药物试验中研究证明，力如太在疾病早期治疗，特别是以球部症状发病患者的早期治疗是有益的，这种益处在其他多种开放性的治疗试验中也得到确定。乙酰半胱氨的疗效虽然不太明显，但初步结果能够降低脊髓首发症状者死亡率这一点为进一步研究提供了希望和线索。

尽管和肌萎缩侧索硬化酷似的多灶性运动神经病

对免疫抑制剂和静脉注射用免疫球治疗有反应，但免疫抑制剂、免疫调节剂以及全身淋巴结照射（TLI）不能相应的改善经典的肌萎缩侧索硬化。有人认为TLI可选择性增加B细胞的同时也使CD8细胞毒性/抑制性细胞增加，所以实际上会加速肌萎缩侧索硬化的病程。因为其他公认的免疫病如多发性硬化和糖尿病也对已知的免疫抑制治疗无明显疗效。目前虽然将肌萎缩侧索硬化作为自身免疫性疾病治疗的尝试受到挫折，也并不等于可以否定免疫学异常在肌萎缩侧索硬化发病机制中的重要作用。对有效的免疫抑制疗法的治疗试验有必要继续进行。

在神经营养因子治疗方面，营养因子的神经保护作用已得到肯定，而且营养因子仅局限于靶组织起作用的经典概念现在已经改变。目前认为在一个功能系统中可能有几个不同的营养因子独立起作用且缺一不可。如酸性成纤维细胞因子（aFGF）主要存在于脊髓前角细胞，碱性FGF主要存在于星形胶质细胞，CNTF主要存在于施万细胞，BDNF和FGF-5主要存在于肌纤维。这提示临床应用中如使用两种或两种以上的神经营养因子将会有显著的疗效。目前已证明这是可能的，有学者将CNTF和BDNF联合应用治疗Wobbler鼠模型表明合并使用能在1个月内阻止疾病的发展，而无论 CNTF 或 BDNF 单个使用都只能减慢而不能阻止疾病进展。

针对肌萎缩侧索硬化发病原因是多因素造成的，未来在肌萎缩侧索硬化中进行神经保护治疗的策略可能是集中于新的谷氨酸拮抗剂、免疫抑制剂、自由基损伤的保护剂或神经营养因子治疗，最终形成这些治疗所组成的综合方案。治疗成功最大可能来源于鸡尾酒疗法，即多种针对肌萎缩侧索硬化不同方面的治疗组合，类似于癌症化疗方案。并且采取多学科联合、对症治疗等方法使患者达到更长的生存期及更好的生活质量。

无论如何，在散发性肌萎缩侧索硬化病因未确定，没有公认有效治疗的情况下，科学、严谨的试验设计，进行各种治疗试验是必要的。另外，运动神经元病的早期诊断和及时治疗也应受到重视。

世界各国的医学家们正在不遗余力的寻找攻克肌萎缩侧索硬化的办法，相信只要我们病友能积极地面对这一疾病，及早接受正规的治疗，尽可能长的存活下去，一定会迎来科学突破的那一天。

第六节　目前药物治疗的共识

虽然尚没有药物能彻底治愈肌萎缩侧索硬化，但一定要向患者提供能延缓疾病进展的治疗。力如太是唯一能延长肌萎缩侧索硬化患者存活期的治疗。应当在病程中尽早提供给所有患者。

何时应当停用力如太治疗？没有数据回答这个问题，但一般的原则是患者应当一直使用力如太，直到咨询过医生后，认为这种药物不再有益，不恰当的时候。例如患者已经到了疾病终末期，需有创通气支持，就要停止服用。

其他与力如太（利鲁唑）联合使用的潜在治疗药物随时可能获得成功。对肌萎缩侧索硬化发病机制的研究已取得显著进展，使得需要评价其治疗效果的药物数量显著增加。当有不同作用机制的新药后，应当开展联合用药的临床试验（表4-1）。如力如太与神经营养因子（如 IGF-I）联合治疗试验。

表 4-1　经批准的或正在研究的用于治疗肌萎缩
　　　　侧索硬化的药物

谷氨酸拮抗剂

　力如太（利鲁唑）（被批准用于治疗肌萎缩侧索硬化）

　加巴喷丁（市面上有供应用于治疗癫痫）

神经营养因子

　胰岛素样生长因子-I（IGF-I）

　神经胶质源性神经营养因子（GDNF）

　神经营养因子-3，神经营养因子-4（NT-3、NT-4）

蛋白酶抑制剂

　a1-抗糜蛋白酶（ACT）

　蛋白酶连接蛋白-1（PN-1）

抗氧化剂

　维生素 E

第七节　对症治疗

　　对于肌萎缩侧索硬化患者来说，有两种类型的治疗选择：针对疾病的病因与针对患者的症状。针对疾病的病因治疗是能改变疾病进展并延长预期寿命的药物干预。针对患者的症状治疗包括针对减轻肌萎缩侧索硬化并发症、增加患者舒适度、增加自主性和提高总的生活质量的治疗。

恰当地提出及处理问题，如使用抗抑郁药、支持装置、家庭改装、经皮胃造瘘术、通气支持或临终关怀。

由于没有客观的指南确定何时或如何处理这些问题，最佳的时机在很大程度上取决于医生处理肌萎缩侧索硬化的经验和患者的理解及家庭条件。

表 4-2　肌萎缩侧索硬化患者的对症治疗

症状	评价	治疗
无力/移动	预期需求并提前介绍；让患者尽可能长时间能够移动（独立）	理疗；支持装置、手杖、助步器、轮椅
锻炼	有争议；肌萎缩侧索硬化中可能有益；可使用肌力试验作为指导	仅锻炼 4 级或 5 级肌力的肌肉

续　表

症状	评价	治疗
日常活动	家访评价	浴室和卫生间安全装置，穿衣和喂食支持装置
痛性痉挛	可能导致睡眠障碍	奎宁、地西泮、苯妥英钠
痉挛状态	通常不是主要问题	巴氯芬
疼痛	可能导致睡眠障碍	止痛剂、阿片制剂、经皮电神经刺激（TENS）
吞咽困难/吞咽/体重减轻	语言评估，营养不良会加速肌萎缩侧索硬化病程	匀浆的食物、补品、鼻饲管、经皮胃造瘘（PEG）
流涎	可以导致喉痉挛或严重咳嗽	吸引器、阿米替林或阿托品
构音障碍	语言和交流能力	纸和笔、专门的声音能力合成器、交流板、聋哑人电子交流装置、微电脑仪器

续　表

症状	评价	治疗
抑郁/失眠	可能导致睡眠障碍	抗抑郁药、抗焦虑药、电动可调床
睡眠障碍	与腿运动或与肌阵挛或呼吸暂停有关；进行脉搏血氧定量或睡眠监测	氯硝西泮；双正压无创通气（BiPAP）
呼吸无力	每次诊查时测定FVC；通气教育	抗分泌药物、咳嗽药、气管切开；BiPAP
感染	支气管分泌物清除能力下降	抗生素；预防性疫苗（肺炎球菌、流感）
临终关怀	预测需求	如果有需求应尽快

第五章　家庭护理

第一节　家庭护理的原则及注意事项

● 一、患者房间环境的安排

患者初期仅有肢体无力、肌萎缩等症状。随着病程的进行，逐渐无法行动，到完全卧床。因此：

1. 居室空间的摆设应调整得更有秩序，房间用具越简单、越易清洁越合适。

2. 房门宜靠近盥洗室。

3. 应设置叫人铃。

4. 应考虑房间的光线、通风、温度等。

5. 应有日历、时钟、收录音机、电视机等，避免患者与社会隔绝。

● 二、活动与运动

当患者能完全处理自身日常活动时，除了注意安全、预防跌跤，应该鼓励患者自己动手，随着病情加重，才逐渐需要协助完成进食、沐浴、穿衣的活动。

运动则是预防肌肉无力与萎缩造成的关节僵硬、

屈曲伸展的困难。因此，患者需要练习一些伸展运动。若患者无法自己做，就需要家人和朋友来协助做这些运动了。简单地说，也就是依照正常生理的弯曲伸展，上肢内外旋转、抬高、上举、提起、放下。

三、饮食

肌萎缩侧索硬化患者由于咽喉肌无力造成吞咽功能异常，所以选择食物与烹煮需多费些心思，以软质、流质为佳。无法吞咽时甚至采用鼻胃管灌流质食物。

患者因为吞咽异常影响了食欲，可选择些如浓稠稀饭、麦片、细面、馄饨皮、蒸蛋、布丁等细、软、滑溜的食物，并少量多餐进食，避免摄食不足，营养不足造成其他合并症。

四、衣着

手部操作的灵敏度降低，扣纽扣、拉拉链均成了困难的动作。选择衣裤应以柔软、吸汗、保暖及宽松为宜。纽扣、拉链可用松紧带或粘黏带取代，或穿全罩式衣裤。

五、身体的清洁

疾病让患者渐渐无法自理身体的清洁，在未完全卧床之前，仍然是在浴室沐浴最方便。渐随病情改变。

1. 完全卧床时，依身体的情况，做手、足、背、胸、阴部等部分清洁。

2. 将棉被换成毛巾被。

3. 用大毛巾或毛巾被盖住要擦洗的部位。

4. 水温要比体温高，水温约 40～43℃。

5. 勿在饭前或饭后 1 小时内清洁。

6. 擦洗的动作需敏捷。

7. 皮肤干燥的患者和冬天时，清洁身体后要以乳液擦拭保护。

六、咳嗽及痰的照护

患者口水多，吞咽不易，讲话困难，口腔异味重，可以用稀释的过氧化氢或市售的漱口水代为清洁。为防呼吸衰竭，有痰咳不出，医生会建议气管内插管，或做气管切开的长期计划，并连接呼吸机辅助呼吸。在此同时，痰的分泌也会增多，需使用吸痰机。目前除了在医院有护理人员执行这项护理活动，家属或陪伴者也应当学会这些技术，尤其是居家照护用的呼吸机、吸痰机逐渐得到推广，这些设备机型小巧，操作简单，安全易学，价格也不贵。

七、排泄的照护

1. **腹泻**　①1 天排泄 3 次以上水样便，就算是腹泻；②注意腹部保暖，并卧床休息；③给大量水分，并且暂不进食；④根据医生的处方服药；⑤多次的腹泻会使肛门周围红痛，甚至破皮，以细软的纸，轻拭肛门，再以温水擦拭清洁肛门；⑥如有持续的腹泻，伴有发烧，应立即送医就诊。

2．**便秘** ①每日1次坐马桶上，以培养排便习惯；②日常的活动，如运动或被动运动，来促进肠蠕动；③轻柔的腹部按摩；④受饮食的质地限制，另请医生开些软便剂或纤维素，并配合较多的水分；⑤必要时，以甘油灌肠；⑥排泄完毕，要清洁肛门。

3．**小便** ①男患者可用尿壶或绑上尿套，切记每次便溺后，尿道口和便器均要清洁；②女患者可以尿布套或纸尿布使用，同样每次更换后均要清洁；并注意保持干燥；③非必要时，使用导尿管，虽然处理上较为方便，但造成尿路感染的机会也增加了。

● **八、卧床者的按摩和翻身**

患者到了完全卧床时，虽和其他疾病的卧床患者相比不易形成褥疮，但至少每两小时仍须为患者翻身，拍背及按摩。

1．左侧卧时，枕头或垫子，垫在右侧的背、腰后方，而右腿要骑跨枕头上，以免压着下方的左腿。

2．平躺时，双膝窝及足跟下垫个软枕。

3．右侧卧时，左背、腰处垫上靠垫。如此就有三个位置可以轮流的翻动，而不至于同一姿势造成血液循环不畅，形成压疮。

使用气垫床，也是避免褥疮的一种方法，但仍然需要翻身、拍背。翻身的同时，要顺势为患者拍背，可以用手掌微弓起，让掌心弓成一个窝状，拍击患者的背部，由下往上拍，这样可帮忙患者咳出较深部的痰。轻柔的按摩动作，沿头、颈、肩、手、脚，顺势做下，不但让患者放松，感觉舒服，更能感受照料者的爱心。

● 九、辅助设备

随着病情的不断发展，有各种设备适合帮助患者日常活动。开始可能只需要一个拐杖或助行器，然后需要手动轮椅，最后是电动轮椅，这些会帮患者保持独立的生活。有些餐具能帮患者增强独立性，如大把手、容易握的勺子、刀子、不太滑的垫子和塑料盘子。另外还有可以升降的椅子，容易蹲、起的马桶，使人可以来回移动的轻便升降机。

要了解长期需要，选择适合患者情况的最好的辅助设备。

● 十、性生活

性行为和亲热行为是人类生活的基本行为。肌萎缩侧索硬化患者的性愿望和能力不受病情的影响，除非由于身体不舒服、肌肉无力、疲劳或没有精力这些身体上的被迫限制。肌萎缩侧索硬化患者可能担心不能使健康的配偶快乐。为了坦诚处理两人共同关心和期望的事情，患者和配偶应共同商讨。如果患者们两人愿意，就会探索出不同的性行为方法，适应角色及其他的性表达方法。

下列的建议在处理性问题上是有帮助的：

● 用技巧、辅助设备和调整位置来增加肌肉的力量，改善肌萎缩侧索硬化肌无力带来的不便

● 采用技巧使患者保持好的形象，整洁干净

● 保持交流（公开表示爱和需要是重要的）

● 尊重对方的限制

● 改变生活环境，提供合适的私人空间，减少尴尬

● 如果家里有小孩，要安排好做爱时间

● 为了强调正常的状态，白天尽量穿出门时穿的服装，而不要穿晚上穿的衣服

● 把兴趣和精力再引导到其他方面

配偶应该认识到在减轻紧张状态和保持感情亲密方面，触摸与性行为一样重要。保持个人的完整性是绝对重要的。

第二节　营养支持与如何对待吞咽困难

● 一、吞咽的机制

吃东西是一个咀嚼、吞咽的过程。咀嚼主要由颚部肌肉完成。肌萎缩侧索硬化患者即使嘴部其他肌肉和吞咽肌肉无力，咀嚼肌肉也不一定减弱。颚部肌肉无力大多数情况下出现在疾病的后期。

吞咽由三个步骤组成：

第一步，舌头把食物向后移动到软腭。如果这些肌肉无力，食物就会停留在嘴里，或者没有充分咀嚼就到了喉咙。

第二步，上、下喉部的肌肉把食物向下送到胃部（经食管），同时关闭通向鼻子的通道（鼻腔）和通向肺部的空气通道（气管）。如果喉部肌肉无力，会出现三种问题：食物进入鼻腔（尤其患者躺着时）；食物黏在喉部咽不下去；食物阻塞通向肺部的空气道（气管）产生窒息。

第三步，把食物向下送到胃里的上部肌肉（食管上部括约肌）是可以闭合和开放的。正常情况下是放松状态，并且张开接受食物，把食物向下送到胃里。

肌萎缩侧索硬化患者的这块肌肉不能放松，食物在这里受阻，感觉好像堵在了喉咙的后部。

负责说话和吞咽的肌肉不同，神经损伤影响到哪块肌肉，就会相应地出现什么问题。而且随着病情的不断发展，吃、喝的习惯通常也必须随之改变。

不同的患者有不同的问题和治疗办法。这取决于每个患者的身体、心理和情绪等条件。

● 二、使吃东西更容易

对喉部肌肉无力的肌萎缩侧索硬化患者来说，吃东西是一件危险的事情。当患者的喉部肌肉发生变化使吞咽能力改变时，要保证饮食适合这种能力的变化。

1．花多点时间 吃、喝是一个很慢，而且劳动强度大的过程。吃东西时间要长一点，决不能着急。

2．吃东西时要放松 吃、喝有困难的患者可能会觉得不好意思，焦虑、觉得没面子。焦虑本身会削弱放松的能力。放松和自信是非常有帮助的。

有些患者会发现如果不分心，就容易放松。例如他们会关掉电视或收音机，吃饭的时候不接电话。但另一些患者发现分心有助于放松和减少忧虑感。要因人而异。

3．吃东西时注意力集中 和别人在一起吃时会导致不能集中精力吞咽，或感到不能由患者自己把握时间，也可能导致适量的饭吃不完，或者太着急引起咳嗽或窒息。独自一个人吃饭可能就好一些。但旁边起码要有一个人，以免突然发生问题。

4．注意吃东西时的姿势　有了咀嚼和吞咽问题，吃东西时患者就应该保持直立的位置。当吞咽时，用下巴向胸部缩拢，关闭进入肺部的空气道，防止呛咳。喝水时用塑料杯子可能会更容易一些。尽量把椅背调舒服了，下巴也要缩拢。

5．小口吃　由于舌头和嘴唇的肌肉无力，小口可以使嘴里的食物容易处理。而且万一食物在充分咀嚼之前掉进喉部，也能减小窒息的可能性。

● **三、做好准备**

在紧急情况发生之前，就要知道一旦发生情况应该怎么办。如果喉咙受到刺激或堵塞，就会封住刺激物周围的空隙，使呼吸困难。即使是唾液也能引起呛咳和窒息。当上顿饭有几粒残渣仍然黏在喉部时，也会发生这种情况。练习下列的方法，以便发生这种情况时有个准备。

1．努力放松　向前倾斜，向后更好。这取决于问题的严重性。如果可能的话，站起来，弯腰，就像去碰脚趾一样。

2．用鼻子小口呼吸　通过缓慢吸气、呼气或快速咳嗽把食物排出去。把手臂交叉在下腹部，用力压腹腔。当咳嗽的时候要压住。照料者站在患者的后面也能做。当患者咳嗽的时候，他们用手压患者的腹部。

3．**决不要拍打被呛者的后背**　当一个人被食物呛着时，拍打后背会引起食物在喉咙处卡得更紧。

4．**干的、稀的分开吃**　吃和喝的动作来回变化对喉部肌肉来说是困难的。吃和喝的肌肉活动稍有些不同。把吃和喝分开是有好处的，不要两样交替着进行。

5．**当食物处在喉部时**　如果患者感到食物到了喉咙，在吃下一口之前，要试着吞咽2、3次，把它咽下去。一般情况下，喉咙底部上食管的括约肌是关闭的，咽不下去可能是括约肌不放松而且像允许下咽的动作一样是打开状态。

6．**不要用液体向下冲食物**　如果食物黏在喉咙就喝东西，液体很容易进入气管到胸腔，引起窒息。

7．**改变饮食**　当出现咀嚼和吞咽问题时，就需要改变一下饮食，以适应进食能力下降的状况。

由于舌肌和嘴唇无力，不仅咀嚼困难，把食物放进嘴里定位也困难。所以吃进去的东西不是掉到嘴唇外面，就是掉进喉咙。在吃和喝的时候要考虑以下情况：

■ 食物要小而且软：食物要软一些，切成小块，咀嚼时间最短就能滑进喉咙。

■ 不要水分过多：如果食物或喝的东西太稀，水可能会进入气管到肺里，引起咳嗽。

■ 不要太干：如果食物太干，像烘烤的食品会刺激喉咙引起咳嗽。通常可以加些奶油或果酱解决问题。

■ 不要太黏：太黏的东西，像又稠又黏的果酱如果不能在嘴里和喉咙里流动，也会成问题。

四、容易吃的食物

乳蛋糕、苹果酱、果冻、布丁、稀的酸乳；加奶油的无皮烤面包，带肉汁的鸡肉；水果罐头、软一点的水果（如香蕉）；鸡蛋（炒的、煮的、煎蛋卷）；熟的谷类（加奶）；带肉汁的土豆泥；鲑鱼/金枪鱼/鸡蛋色拉；浓汤；果汁饮料、西红柿汁、蔬菜汁；带调味汁用鸡蛋或牛奶等制成的面食。

五、能引起问题的食物

非常辛辣、酸的食品；软的新鲜面包；饼干、薄脆饼干、干的谷类、全麦饼干；干松饼、蛋糕；干的、含纤维的或带骨的肉和鱼；椰子、菠萝；黏的食品（如花生酱）；带丝的蔬菜（如莴苣、芹菜）；炒的面条、米饭；爆米花、土豆片、干果；带皮或籽的水果和蔬菜（如豌豆、玉米、苹果、莓）。

六、药片

如果吞咽药片有问题，那就把药片磨成粉末状，和苹果酱或其他容易吃的食物一起吃。

● 七、营养

如果患者有咀嚼和吞咽问题，要保持完全平衡的膳食就比较困难。有许多方法在食物中增加营养。这个时候不用担心脂肪和胆固醇。在一些药品和健康食品商店可以买到特制的高营养的粉末、饮品和布丁状的营养品。

● 八、用喂食管进食

1. 什么时候考虑用喂食管进食？

如果患者的体重低于正常值的 10%～15%，就要考虑用喂食管了。对那些连水都不能喝的患者，用喂食管进食的最大优点就是能保证身体能摄入足够的水分，避免脱水。用了喂食管并不意味着停止正常的进食。如果患者决定用喂食管，那就在患者相对健康时就用，这样在保持正常饮食的同时，用喂食管进食来补充，因此能减少体重损失，保持身体比较健康。另外，用喂食管进食补充大量的营养，也需要花一段时间来习惯这种饮食方式的较大改变。所以，在患者相对健康的时候就用这种办法可以比较好地完成这一变化过程。

2. 应该用什么类型的喂食管？

有三个部位可以插入喂食管：①通过一个切口直

接插入胃里；②通过一个切口插在脖子边上；③通过鼻子。

每一种途径都有其优、缺点。另外有不同类型和直径的管子。所选管子的直径大小应能保证食物不会阻塞管子。究竟选哪种喂食管要与患者的家属和医生一起决定。

3. **胃管**　安装胃管的手术需要在轻度麻醉状态下进行30分钟。有几种类型的胃管，与患者的医生讨论一下哪种类型最适合患者。与颈管和鼻管不同，胃管就一直插在那个地方，不用每次进食时插入、拔出。开始在刀口周围要粘上绷带。在刀口周围有少量的泄漏是不正常的，当刀口愈合后，把刀口部位敞开，暴露在空气中是保持健康的最好方法。

4. **鼻饲管**　插鼻饲管不需进行手术。有些鼻饲管每次进食后可以拿掉，而有些可以插几周。换鼻饲管需经过特殊的培训和清洁。鼻饲管相对来说要薄一些，因此仅适合于稀的液体。鼻饲管一般只是不能动的人使用。

5. **严重咳嗽**　患者可能会发现喂食管进食会引起严重咳嗽，这是由多种原因造成的，包括唾液过多，没有坐直，进食速度太快，或者由于其他各种胃部问题。

如果患者出现这种情况，建议患者降低进食速度。另一个方法就是降低进食容器的高度，要刚好在患者的胃部以上，而且要完全把阀打开。这样胃部就会以自然的速度吸进食物，而不是以较大的重力或者泵确定的速度进食。

何时躺下：用喂食管进食后起码1~2个小时内不应该躺下。当患者躺下时，最好右侧躺。胃里的食物是通过胃腔右侧进入肠子。因此当患者右侧躺着时，留在胃里的液体会更容易地流进肠子，而不会倒流回喉咙。

● 九、脱水问题

液体维持身体营养，即认为会获得足够的水分，这种想法是错误的。浓缩的液体营养物并没有太多的水分！脱水会引起许多不必要的问题。要多喝水或者其他的液体，避免脱水。

● 十、营养照料注意事项

肌萎缩侧索硬化患者体重下降的原因缺乏深入研究，一般认为是由于疾病发生过程新陈代谢异常引起。尚无针对肌萎缩侧索硬化患者的营养生理变化资料，但是依据癌症患者所提出的营养生理观察与处置，作为参考依据。下表（表5-1）列举肌萎缩侧索硬化患者体重下降之可能原因与对策供参考。

表 5-1 肌萎缩侧索硬化患者之体重下降之可能原因与对策

分期	原因	患者	医疗人员	营养对策	营养目标
嗅觉期	食物香味刺激前脑造成觅食动机。可因肝糖原下降剌激肠胃激素分泌而增强，也可因情绪低落，忧郁而减弱	保持乐观进取，不吝请求	运用一切有效沟通渠道沟通	正常饮食，避免高色氨酸饮食，如玉米	保持食欲
咀嚼期	患者因下颚舌头反射过强，以致无法有效咀嚼，更无法有效完成吞咽动作	与家属共同做好餐前后下颚关节之柔软按摩、热敷及口腔牙齿保健	运用有效肌肉松弛剂，止痛药	增加液体饮食，加强饮食中脂肪及蛋白质比重	保持体重

续　表

分期	原因	患者	医疗人员	营养对策	营养目标
咽期	患者因声门肌肉无力及协调性差，极易造成吸入性肺炎	应考虑进行胃造瘘手术，要求家属做好术后伤口清洁	提供胃造瘘手术的详细资料供患者参考，并转介相关手术科室	全流质饮食，加强饮食中脂肪及蛋白质比重，及提高免疫力之特殊配方，手术前后儿周应考虑全静脉营养	保持体重，预防感染
胃肠蠕动期	患者因长时间卧床、饮水不足，易发细菌感染，易发生肠阻塞，便秘、腹泻	应审慎考虑进行全静脉营养，家属应做好定时卫浴清洁	提供全静脉营养的详细资料供患者参考，应避免使用中板性影响肠药物	全流质食物，加强饮食中脂肪及蛋白质比重，及提高免疫力之特殊配方，应考虑居家性居家营养之全静脉营养	保持体重，预防感染，避免体液及电解质不平衡；补充微量元素及维生素

第三节　口腔护理与流涎

一、口腔卫生

嘴和咽喉肌肉无力，刷牙时手和胳膊无力，以及用喂食管进食，所有这些变化都需要对口腔进行特殊护理。食物很容易在嘴里聚成一团，或者散落在牙齿间。重要的是要注意口腔卫生，防止产生有害细菌。

有些延髓型肌萎缩侧索硬化患者舌苔较重，可以用面巾沾水清洁舌头。如果舌头在一段时间内变白，就要与医生联系，这可能就是通常说的鹅口疮。这是一种菌类传染病，很容易治疗。

手和胳膊无力的患者，可以用电动牙刷刷牙。有些患者会发现用硬毛牙刷有助于去除牙齿间的聚积物。

二、流涎及口水问题

口水多是肌萎缩侧索硬化患者的普遍问题。这是由于舌头和咽喉肌肉无力，不能自动吞咽聚积在口腔里的唾液造成的。黏性强的黏液同样也能聚积在口腔中。

唾液聚积可以引起窒息，影响睡眠。可以通过服药来解决，特殊情况下可以手术。减少唾液的药物最明显的副作用是口干。这就需要找到一个正确的平衡点。

已证明下列方法对处理唾液问题是有帮助的：

● 治疗感冒、抗过敏的药和减充血剂

● 抗抑郁药阿米替林可以减少唾液，促进睡眠

● 抗副交感神经作用的药可以减轻支气管平滑肌痉挛以及胃、支气管分泌物及唾液的分泌

已证明下列方法对处理祛痰有帮助：

● 苹果汁或加柠檬的热茶；用醋和水清洁1次

● 祛痰止咳糖浆

● 嫩肉与少量水混合涂在舌头上或放在舌头下

注意事项如下：

嗜睡通常是干燥口腔这种药的副作用。

注意：任何含酒精的东西都会促进肌肉无力，起码是暂时性的。

要小心使用任何使呼吸减慢的东西。

注意：服用任何药物之前，要压碎放入喂食管，保证不会使喂食管变硬或阻塞。

口水过多有一个优点。食物与过多的口水混合能使吞咽和消化更容易一些。

● 三、口干问题

虽然许多肌萎缩侧索硬化患者普遍面临的是唾液问题，特别是那些吞咽困难的患者。但也有一些患者

面临的是口干的烦恼。口干能引起痰形成，这同样也会引起严重的窒息。

过分干燥通常是由下列某几种因素引起：

● 用嘴呼吸，而不是用鼻子呼吸。这会使口腔内膜变干。如果睡觉时用嘴呼吸，醒后就会感到口干，有痰和（或）嗓子疼

● 有些外科手术的副作用

● 由于长期忧虑或沮丧而感到压抑

● 有些药的副作用

● 由于年龄的增长产生的自然现象

● 吸烟

下列方法已证明对口干有帮助：

● 有意识地尽量用鼻子呼吸

● 如果患者张嘴睡觉，做一个把下巴兜住的带子，晚上睡觉时戴上

● 如果患者鼻子不通气，就要请医生帮助。鼻子不通气导致口干；口腔有痰，同样也可引起严重的窒息

● 增加液体的摄入量

● 便用喷雾器（每周用醋和水清洁1次）

第四节　　如何对待说话困难

当面、喉、颈和舌部肌肉无力时，说话、咀嚼、吞咽、黏液和唾液的控制都会产生困难。有这些症状的患者被认为是延髓型肌萎缩侧索硬化。

对大多数患者来说，失去说话能力是一个非常非常大的变化。它会使患者和听众都感到心情沮丧。对患者来说，脱口而出地发表意见，快速交谈等情况从此结束了。对听众来说，理解就成问题了。当然，有些患者在这一点上比其他患者好得多。

语言治疗有助于确定哪块肌肉无力，怎样最好地利用对说话还起作用的肌肉。

说话问题一般是由下列一组或多组肌肉无力造成：

● 呼吸肌——导致发声所需的空气压力减弱

● 声带——导致声音柔弱或单调

● 软腭和喉部肌肉——导致鼻音

● 舌头和嘴唇肌肉——导致构成字音困难

保存体力，用短句、口语慢点说。如果构成字词有问题，那就试着用那些容易发音的词。另外，与家人和其他照料者设计一些常用手语来表达某些意思：这种方法很有帮助。如果患者的手指还能用，那就经常带个本子和铅笔，把要说的写出来。带着人工呼吸机的患者必须要与插入喉咙的呼吸装置配合。这些患者可以说话，但需要经过一段时间训练。

有一些辅助设备可能帮助肌萎缩侧索硬化患者与他人沟通：通常人们更愿意用人工系统。因为它不需要操作很复杂的设备所需的精力、高级技术知识和技巧及诱导就可以进行人类之间的交流。

如果患者不能说话，只要有可能，患者更愿意写或用打字机打出来。这种帮助交流的辅助设备包括铅笔夹、魔术板和其他便携板、支撑书的架子、上面倾斜的桌子、指示棒、打字棒（用嘴咬住，用手或脚夹住）、写字人用的夹板、电传打字机（TTY）、盲人电话（TTD）和翻页器。如果患者离开家，没有服侍人员陪同，带一个医疗急救手镯是明智的做法。

在现存语音可以改进的情况下，软腭上提术或其他硬腭修复术可以作为短期的选择。修复术可以促进吞咽、减少与唾液过量有关的问题。但是使用言语的设备不能补偿由于嘴唇、舌头、喉或呼吸肌无力或麻痹引起的语言缺陷。当肌萎缩侧索硬化进展很快时，在交流功能和控制功能迅速变化的情况下，修复术不是现实的选择。患者应该与医生商讨，确定最佳选择。

● 一、交流板

当患者还能写字时，大多数人愿意选择写字板

（例如白板、磁性板）。一旦手部握力减弱了，用眼睛凝视通常是有效而且可靠的交流方法。交流板的特点是，板上有字和（或）完整的词、短语或句子。患者家属指、看、明确患者要说的话。在交流板上列出的词通常有食物、生理项目和姿势位置要求。交流板越大，显示的信息越多。

只是面对面交谈时，也可以用指示或眼睛移动的方法明确板上所选的内容。

● 二、计算机

如果患者想用高技术交流系统，患者应该就个人喜好、需求及能力与医生商讨一下具体的系统信息。可选输入方式方便、灵活的计算机。有些文字处理器，专门为残疾人特殊设计。它有特殊的键盘，运动范围很小或者很少用手控制。有些软件支持各种输入方法，还有用激光束、眨眼或其他眼部动作来控制的系统。

在肌萎缩侧索硬化的后期，使用者经过培训，用开关式或扫描式系统更实际些。单向开关系统的特点就是允许控制整个环境。

例如：有一种技术，键盘显示屏幕的内容，光标在键盘上慢慢扫描。当光标落在患者想说的内容上时，操作者按一下开/关按键就可以了。另一种辅助技术叫做文字预报，操作者键入一个字母，它就能在屏幕上显示出以这个字母开头的十个常用的词，每个词旁边都有一个数字。如果计算机显示出了操作者想说的词，当光标移动到这个词旁边的数字上时，操作者按一下开关，这个词就选出来了。有些软件可以用计算机开、关电视、电灯及其他电器。因为这些设备非常复杂，所以价格很高。

●三、声音合成器

声音合成器可以通过电话与许多人交流，也可以面对面交谈。合成的声音连接到计算机上，当患者键入患者要说的话，操作开关，移动光标时，就可以把这句话激活，发出声音。开关机构是非常灵敏的，使用者很小的动作就会起作用，利用头的转动或眼睛的移动通常就够了。

●四、声音放大器

这些设备能增大音量。如果发音清晰，可以考虑使用这种设备。呼吸肌无力是说话声音减小的原因。

●五、身体语言

这些无成本的系统通常在患者的日常交流对象之间很有效。利用面部表情、眼神沟通、眼睛移动、手势、触摸和身体语言发出信号。这一系统的缺点是可实现的反应有限，和不熟悉的人交流就比较困难。对于易受系统失败影响的高技术系统而言，个人的身体信号系统是非常有价值。

● 六、监视报警

为了引起别人的注意，患者需要 24 小时的监视报警（例如用铃、内部通信联络系统或蜂鸣器）。

患者和患者的家人可以申请紧急反应服务。需要一个小的发报机（大约小火柴盒那么大），上面有一个紧急按钮。当按下小发报机上的紧急按钮时，信号传送到服务中心，他们就会知道谁处于紧急状态，并立刻给患者的紧急联系人打电话。国内有些城市已经开始这种应急呼叫服务。

第五节　运动方法

● 一、锻炼的作用

对于肌萎缩侧索硬化患者，锻炼的目的是：

● 维持和促进还没有受到影响的肌肉的柔韧性

● 维持已受到影响的肌肉的柔韧性

● 维持颈部、躯干和四肢关节的柔韧性

重要的是要认识到，锻炼不是增强受疾病影响已减弱的肌肉力量。一旦控制某部分肌肉的运动神经损害，就不可能通过锻炼或其他方法恢复。适当的锻炼可以减小关节和肌肉的僵硬程度。

二、全身运动锻炼

肌萎缩侧索硬化患者每天要通过一系列的全身运动来活动受疾病影响的每一个关节，以防止关节僵硬。锻炼能尽可能地保持患者身体的柔韧性和关节的灵活性。锻炼通常要系统地进行，这就意味着按照一定的顺序一个关节一个关节的锻炼。

每一个患者均有必要根据自己的需要和能力制定一个锻炼计划。医生会给患者规定合适的时间。患者的物理治疗师会给患者演示锻炼方法，保证患者能够正确地做。

三、适当运动

所有锻炼都要适度，这一点很重要。疲劳只会使患者更加衰弱，耗费患者在日常生活中需要的能量，耗费患者能享受的那些活动的能量。如果发现这一套锻炼项目使患者感到疲劳，要做一些改变，消除疲劳的风险。

同样，锻炼也不应该产生疼痛。如果患者锻炼的时候感到疼痛，要马上停止，告诉理疗师。这有可能是患者的锻炼方法不正确，或者可能必须对患者的锻炼计划进行适当的调整。

四、娱乐运动

如果患者喜欢走路、原地骑自行车、特别是游泳这样的运动项目，只要患者还能安全地做，就坚持下去。如果有抽筋或疲劳的现象，在咨询患者的医生或理疗师之前，就不要继续做了。

● 五、主动、辅助性主动和被动锻炼

全身运动的目的就是要每天把每一个关节都活动到。不是每一个肌萎缩侧索硬化患者都能做全套运动。

主动锻炼是完全由患者自己完成的，患者能够完成全部运动，没有任何其他人的帮助。

如果要活动一个关节，而患者只能完成部分运动，那就需要辅助性主动锻炼。辅助者可以帮助患者活动，或者给患者演示一些方法，使患者能做一些自己能做的活动。

当患者不再能做任何活动时，就要完全由别人帮助患者做被动运动。帮助患者运动的人在他的运动范围内活动患者的身体，运动每一个关节。被动运动只能活动关节，不能锻炼肌肉。患者的照料者可向理疗师学习，正确地做这些活动。

从主动到被动的过渡一般没有突然的变化。患者会发现有些运动是主动的，有些是在别人帮助下的主动运动，有些则只能是被动运动。

● 六、锻炼要点

应该每天进行锻炼，把它作为日常惯例。为了避

免疲劳，患者可以把锻炼程序分成几个部分。如果患者还是感到疲乏，那就要和理疗医生商量，改变患者的锻炼计划。

要尽可能地做主动锻炼。后期辅助性主动锻炼或被动锻炼是必不可少的。患者的理疗师可以帮患者决定适合的锻炼期限。

如果患者每天很忙，询问一下理疗师，哪些内容是重要的活动项目，有时间要首先做这些项目的运动。

有些项目坐着或者躺着时都能做。被动运动通常是躺着做。患者的理疗师会告诉患者哪种位置最好。如果发生了运动损伤，要马上停止运动，与患者的理疗师联系。

● 七、运动中易出现的问题

1. **摔倒**　摔倒时为了避免头部受伤，最好直接向下倒地，不要往前或往后倒。倒地后起来的最好方法是利用健康的肌肉使劲。如果患者还有足够的臂力和手的力量，患者就要牢牢地握住某些东西，如家具，然后把自己拉起来，坐到椅子上。

当患者已经摔倒时，最重要的事情就是让人帮患者坐起来。需要多大帮助取决于患者肌肉无力的程度。可能只需要起来时支撑一下；或者需要从后面抱患者一下，使患者的腿能使上劲蹬地；或者需要两个人把患者扶起来，坐到椅子或轮椅上。重要的是照料者不能硬拉，而是要恰当地帮患者，让患者感到舒服。咨询一下患者的理疗师，让医生教给患者和患者的照料者摔倒后扶起来的最好方法。

2. 关节疼痛 如果患者自己不能动，可能一个姿势要呆好长时间。这会使皮肤和关节都会感到很不舒服。让别人帮患者白天每两小时改变一下姿势，晚上每两小时翻1次身。有些患者用羊皮、缎子面的床单、弹簧床垫或振动空气垫铺在床上，这样会舒服一些。患者可以和护士或临床医生商量，确定用哪种东西试一下。

如果患者感到关节疼痛，就要与医生或理疗师讨论如何处理。

第六节　呼吸支持及减轻
呼吸困难的方法

肌萎缩侧索硬化患者全身肌肉逐渐均无力，何时开始出现呼吸肌无力是不可预测的。有些患者最先无力的肌肉就是呼吸肌；而大多数患者最后才发展到呼吸肌。对大多数肌萎缩侧索硬化患者来说，呼吸肌无力的结果就是平静的死去。

● 一、呼吸的机制

正常的"从容"呼吸包括两个主要的肌肉群。

当吸气时，横膈膜向下移动；同时肋骨之间的肋间肌收缩，胸腔向上、向外拉。这两个动作就产生部分空间。

新鲜空气通过支气管向下进入气管，到肺部，这是最大的空气通道。然后进入小的空气囊，这些小空气囊把新鲜氧气传送到血液里。这一过程叫做吸气。

当向外呼气时，横膈膜和肋间肌都放松，胸腔减小。含有二氧化碳的废气从肺里压出来。

如果患者深呼吸，另外两个肌肉群也要起作用。当深吸气时，连接锁骨和肋尖的肌肉帮助吸气。当用力呼气时，腹部肌肉帮助把横膈膜向上推。

● 二、呼吸肌无力的症状

1. **疲劳**　疲劳是肌萎缩侧索硬化的普遍症状，它是由许多因素引起的。

由于肌萎缩侧索硬化损害运动神经细胞，因此神经细胞不能把命令从大脑传送到大脑控制的肌肉细胞。少部分的肌肉细胞必须尽力完成通常由全部细胞完成的工作。其结果就是肌肉提前疲劳。

当呼吸肌由于肌萎缩侧索硬化受到影响时，吸入肺里的空气量减少。当活动增加时，对肺来说，给身体提供足够的氧气就更困难。进行其他的新陈代谢也会感到疲劳。

肌萎缩侧索硬化给患者的生活带来许多变化。这些变化经常导致紧张。这种紧张情绪使疲劳更加明显。

不要让患者那么疲劳，患者觉得累时就休息。要尽量保持所花的力气是在患者身体现在所能负担的极限之内。要注意疲劳信号，必要时取消患者之前考虑要做的事。

2. 早晨疲劳　有些患者早晨感到疲劳。可能一醒来就感到累，有时还头痛，有没睡好的感觉。这是由于横膈膜无力引起的。

当患者站立着吸气时，横膈膜向下移动。当患者躺着时，腹部的各器官压向横膈膜，吸气时横膈膜要向下移动就需要花更大的力气。因此，晚上平躺着睡，呼吸效率要低一些。

为了帮患者解决这个问题，睡觉时应该尽量把头和肩抬高。患者可以在头和肩膀下垫两个或多个枕头。要选择楔形的枕头，或者把床头升高。

3. 活动时气短　气短是呼吸肌无力的主要症状。患者会注意到上楼梯、拿重东西后气短，不做什么费力的事也会出现气短的症状。走长路或谈话时间长就气喘。

患者应该把这些症状告诉医生。当患者出现气短的现象时，就要停止正在做的事。当活动减少时气短的现象就会消失。

4. 咳嗽无力 当咳嗽时，腹部肌肉和肋间肌快速收缩。这就强迫空气从肺里向上经气管排出。任何黏液或气管中的食物也会随着强迫排出。肌萎缩侧索硬化患者有咳嗽的正常反射，但是肌肉无力，不能产生有力的咳嗽。患者可以运用夹紧腹部的技巧来增强咳嗽的力量。

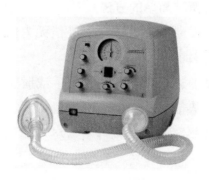

图 5-1

夹紧腹部法：首先深呼吸，然后把胳膊在下腹前交叉抱紧，身体在高靠背的椅子上向前弯曲。就在咳出时，胳膊紧紧压住，把腹部向内、向下推。重要的是要正好在咳出时弯曲身体和下压腹部。

当坐在硬表面物体上时，自助咳嗽的方法会有一点变化。在腹部上方抱紧胳膊，在就要咳出时，紧紧地把患者的前臂压向腹部，使患者向前屈身。

有条件家中可备咳痰机，可以借助咳痰机排痰。此机器操作非常简单。

🌑 三、过量的黏液和分泌物

有些患者大量的黏液和分泌物通过咳嗽不容易清除。特别是在早晨第一件事要清除一夜产生的分泌物时感到困难。处理黏液和唾液的方法就是抽吸。

🌑 四、两种简单的方法

练习运用全部的肺活量能补偿无力的肌肉。这可以通过下列深呼吸练习实现。

坐在桌子边，稍微耸肩，用手或肘支撑身体的重量。这种姿势能扩大胸腔，增大呼吸量。另外，支撑肩膀能帮助颈部肌肉协助呼吸。尽可能地吸气，屏住呼吸几秒钟，然后呼气。重复几次。

不要吸烟。吸烟除了能引起许多问题外，它还会降低肺活量，也能引起痰多。有些患者难以把痰从气管排出。

🌑 五、呼吸疾病

如果可能的话，避开感冒或流感人群，这是一个好办法。肌萎缩侧索硬化患者并不比其他人更可能患上这些传染病，但是他们有由呼吸传染病发展成肺炎的风险。

如果患者发烧并伴有从胸腔咳出血痰，或者如果注意到痰液已经从清白变成了略带黄色，就要马上告诉医生。这些可能是导致肺炎的呼吸传染病的征兆。

● 六、呼吸机

呼吸肌无力是肌萎缩侧索硬化的最终结果。现代医学技术可以提供轻便的维持生命的设备，但是选择了使用这样的设备，对患者及患者的家人、照料者的生活方式都将产生重要的影响。

呼吸机是代替患者呼吸的控制设备。决定是否使用呼吸机是患者的事，但是这个决定在与患者的家人、医生商量后才能做出。

医生会告诉患者是否需要人工呼吸机。只有患者才能决定是否使用。患者必须决定是否愿意依靠人工呼吸机来陪伴和家人的生活。如果可能的话，在呼吸紧急状况出现之前就做出有关呼吸机的决定，而且要保证一旦出现紧急状况，患者的家人知道患者的决定。

有许多种设备可以帮助呼吸。最好问问医生有关可选的每一种设备，以及每种设备长期使用的有关问题。两种普通的可选设备是非侵入式呼吸机和气管切开切开术。

1. **非侵入式呼吸机**　这种系统不需要手术。它是采用一种被叫做 BiPAP 的泵，这种泵能产生两级压力，把它连接到罩在嘴和鼻子上的一个面罩上。两级的压力系统保持空气道敞开，空气能进入肺里。

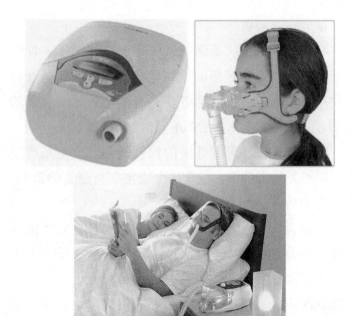

图 5-2

2. **气管切开术**　气管切开术是一种外科手术，它是在颈部把气管切开。在手术时把一个医用的或者塑料的管子放在切口。这个管子通过一个胶管连接到帮助呼吸的呼吸机上。必要时，抽吸设备也可以插进气管管子上，排除分泌物。

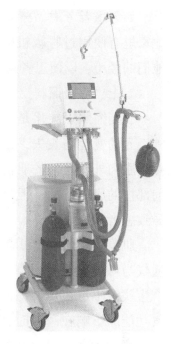

图 5-3

在决定进行气管切开术或其他类似手术之前，患者和患者的家人应向医生了解有关这类人工呼吸装置的全部内容。

肌萎缩侧索硬化最终全身不能动，但患者可以用人工呼吸机继续生存。最好在出现危机（呼吸衰竭）之前就作出有关使用呼吸机的决定。患者应该决定忍受呼吸困难状态到什么程度，给其他人指示，是否实行人工生命维持系统。维持患者的生活质量是否现实及做得到。

在做决定之前需要长时间仔细考虑，并和家里人讨论。影响这一决定的因素应该包括家庭成员及经济条件等有关的问题，以及患者的愿望。

如果患者考虑做气管切开术，应该尽量安排与其他家里有使用过呼吸机的病友及家属讨论一下。了解他们的经历，以便患者的家属有准备。

● **七、呼吸照料**

肌萎缩侧索硬化是一种进行性的疾病，随着运动神经元的变性与丧失，使得患者除了眼睛与大小便的控制肌肉外，其他的肌肉皆会受到影响。侵犯可从任何部位的肌肉开始，但最后一定会影响到呼吸肌肉而导致患者呼吸衰竭。

肌萎缩侧索硬化患者因吸气与呼气肌肉皆被侵犯，通气与咳嗽皆会受到影响。因此患者如患有感冒时，产生痰液不易咳出，易使肺叶萎缩而导致肺炎。对通气功能的影响在睡眠时会更加严重，尤其是在快速动眼阶段的睡眠。因此患者睡眠会因缺氧而中断，患者易醒，无法熟睡，睡眠品质不佳，隔天醒来会头痛，白天又嗜睡。

所有肌萎缩侧索硬化的患者必须每年接受流行性感冒与多价肺炎球菌预防针。患者的通气功能可以通过深呼吸与咳嗽运动的训练，诱发性肺活量仪与间歇正压呼吸机等来帮助，以防肺叶萎缩。

患者无法自行咳嗽时，可用推挤助咳的方式，必要时得常以经鼻气管抽吸方式。对有缺氧的患者，则需给予氧气治疗。茶碱则有助于横膈膜之收缩力量，患者如因口咽受到影响导致吞咽问题，常无法吞饮食物或口水，且很容易因吞咽而呛入食物导致肺炎。因此，患者饮食时应采坐姿并把颈往前倾。食物也需改变为软性食物以利吞食。

当吞咽相当困难时，鼻胃管灌喂是一种选择，但有时会导致吸入性肺炎，此时胃造瘘是最好的营养供给方式。

口水过多可以服用抗组胺药物来控制，但应注意此些药物的副作用，至于积于口咽的分泌物则需经常抽吸，以防吸入肺内。

对不愿气管内管插管的患者，经鼻间歇双水平正压通气辅助（BiPAP）是一种不错的方式，此种器材体积小、操作方便，又可解决上呼吸道阻塞的问题。患者与机器配合较佳，而且可以随时取下，患者接受程度较高。

大部分肌萎缩侧索硬化的患者最后均须气管切开插管使用有创人工呼吸机，但此种决定即表示患者一辈子需依赖呼吸机。因此有创呼吸机的使用必须在医生、患者与家人共同商讨后，经慎重的考虑后再决定，而且最好在患者状况还不错的时候就先决定。

第七节　辅助设备

● 一、购买辅助设备之前的准备

购买辅助设备之前，最好和熟悉患者所需要的设备优、缺点的专业人员商量一下。仔细考虑患者的需要是什么，包括当前的和长期的需要。与医生讨论一下患者的状况，了解一下哪些设备适合患者。

中国医师协会肌萎缩侧索硬化项目处可以提供一些设备。这些设备部分是优惠销售的，有些是二手的，有些是捐赠的，有可能无偿给那些生活困难的肌萎缩侧索硬化患者使用。

● 二、家庭护理设备

肌萎缩侧索硬化病友也是获得辅助设备信息的另一个来源。许多病友可能已经使用了许多设备，对各种设备有自己的体会，对不同类型设备的不同用处有一定认识。尤其对某一品牌的质量及售后服务有一定经验。

1. **浴室设备**　在浴室里有几种设备对失去自理能力的患者有帮助。可升起的马桶座对腿部肌肉无力的患者是基本的需要。这种马桶座可自制，从低成本的到贵一些的都可做到。另外一种可选的方法，就是把马桶放在一个低的平台上，马桶可以升起来。也可选购可升降的马桶踩脚垫。

还有许多可以帮助患者洗澡的设备。有几种浴缸座和提升设备，能帮助患者在淋浴时移动和转身。在选择这些设备时，可与医生或其他专家核对一下他们的辅助作用。

2. **床和床垫**　肌萎缩侧索硬化患者在病重阶段的普遍问题是在床上不能翻身。总是以一个姿势躺着是非常难受的，或者是需要照料者每隔几个小时帮着动一动。现在有一些特殊的充气床垫，这种床垫连着一个电子泵，通过这个泵，能不断变化床垫各部位的空气量，因此睡眠者夜间可以逐渐转身。

3. **矫正设备**　各种类型的身体支撑设备都叫做矫正设备。患者要学会如何在日常生活中把这些设备结合起来使用。

手部支具可能是大家最熟悉的矫正设备。把这种带子套在手上，患者就可以拿起餐具、梳子、牙刷和其他小的个人用品。拇指夹板可以帮助压住两个相对的手指，使抓东西和握东西更容易一些。手和手腕支撑，手腕和拇指夹板可以固定手腕和拇指，帮患者抓住吃东西的用具及其他物品。附加的支撑可以把手指定位，使患者能移动无力的手指，例如写字。对坐在轮椅上的患者，有更复杂的支撑设备帮助患者吃东西。这些设备要根据每个患者的不同情况选择。

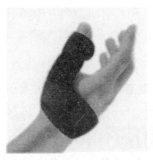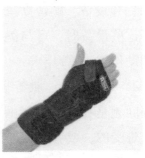

图 5-4

　　许多肌萎缩侧索硬化患者脚抬不起来，这种问题导致上楼梯和上路边石阶时容易摔倒。有一种塑料做的踝夹板有助于解决这个问题，这种夹板可以放在裤子里不容易被看到。脚和踝关节支撑，肌肉无力造成脚抬不起来，导致上楼梯或台阶摔跤，一种很轻的塑料或金属踝夹板会有很大帮助。

　　肩膀和颈部支撑：肩膀肌肉无力引起胳膊向下耷

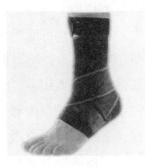

图 5-5

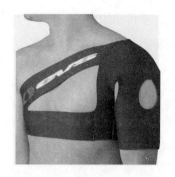

图 5-6

拉，这是很难受的。肩膀吊带能帮助胳膊抬起，减轻胳膊肌肉和韧带的压力。也有一种颈部领圈，当颈部肌肉无力时能把头支撑起来。

● 三、交流设备

有许多不同类型的辅助设备适合于帮助进行语言交流。这些设备有以追踪人的眼睛运动为基础的字母交流板，带呼吸机的患者用的喉咙关联设备，小的、

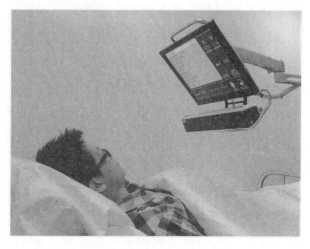

图 5-7　国内生产的阿春眼动仪

手持的电子发音装置，使用复杂软件和语音合成器的计算机系统。国内生产的阿春眼动仪运用先进的瞳孔移动识别技术，患者只需观看屏幕，系统即可判别所注视的位置。再透过凝视或眨眼座位触发的信号。系统操作简单又人性化，并提供了沟通、娱乐与网络等三大功能。使用者只要意识清楚和眼球活动正常，就可以使用阿春动眼仪。

患者的选择取决于个人财务状况、特殊需要及患者对新的交流方式的适应性。另外，要记住这些辅助技术在不断地改进。患者要咨询有关部门，在患者所在地区有哪些可用的设备，如果需要会有哪些服务，从而决定什么类型的设备对患者最适合。

● 四、扩张活动空间——升降梯和楼梯滑车

这类设备会比较贵，需要全面考虑，提前计划，确定适合患者的居住环境和长期状况的最好的解决方案。可以考虑的这类升降设备包括楼梯滑车、轻便升降梯、顶棚轨道升降梯和轮椅升降梯。当患者要做计划购买这类设备时，最好找受过培训的专业人员来评估一下患者的居住环境和患者的病情状况。

1. **椅子**　腿部肌肉无力的患者从椅子上起来会感到困难。带扶手的高椅子就容易一些，扶手能有一个推力辅助患者站立。根本的解决办法就是需要一把自

动的、容易升降的椅子。有动力的椅子，上面有开关，人能调节角度，把座位升起来，还能把患者从坐着的位置提起来，变成站立位置。更贵的型号还带有加热器、信息装置和其他的特性。

2. **顶棚滑道与升降机**　为了能在卧室、浴室和生活区之间走动，通常安装顶棚滑道与升降机。它的轨道是安装在天花板上，患者用一个吊索提起，类似于在轻便升降机上的吊索。还有转向盘，可以通过交叉口，继续沿轨道行进。安装顶棚滑道与升降机是一项较大的工程，需要专业人员指导和安装。

3. **轻便升降机**　轻便升降机是利用吊索把患者提起来。它能卷起来，而且大多数比较轻，能分成两段，很容易搬到不同的地方或放在汽车里。患者坐在升降机里能通过门。使用轻便升降机要经过简单培训。患者和照料者都应该坐在升降机中感觉一下，以便照料者能了解患者的感觉。

4. **楼梯滑车**　大多数楼梯滑车都利用紧固在楼梯间墙上的轨道。一把自动椅子能沿轨道上、下移动。楼梯滑车能通过弯曲的楼梯，甚至拐角的地方。但是在楼梯间的顶部和底部必须有合适的空间帮患者上、下滑车座椅。楼梯滑车只能由熟悉该设备安全性能的专业人员安装。

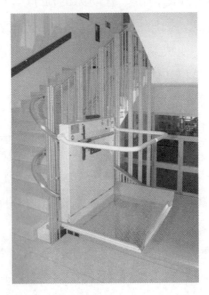

图 5-8

5. **轮椅升降梯** 轻便式轮椅升降梯（北京有些地铁站可见到）是最经济的解决方案，能用在各种楼梯间。如果从外面到一楼大厅没有轮椅坡道，经常就要利用建筑物内部的轮椅升降梯。而且安装轮椅升降系统是一项大工程，需要熟悉轮椅升降梯安全性能的专业人员指导和安装。

● **五、喂食管进食设备**

喂食管进食通常需要两种设备：盛装液体食物，

连着管子和夹钳的容器；挂容器的柱子。当患者已经习惯用喂食管进食后，调节泵可以在短期内（2～4周）代替夹钳来调整液体的流量。也可以用注射器来往喂食管中注射液体。

容器：食物容器可以是塑料袋或塑料瓶，上面插着管子。如果用调节泵的话，这些容器就需要有能伸缩的部分。这些容器需要每天彻底清洗。

选择容器时，要考虑下列几项内容：

类型：塑料袋或塑料瓶

容积：一般是从 500～1000ml

喂食管：可能需要能与泵连在一起的管子

输液架：患者可以用比较实用的办法把进食容器挂起来。可以考虑买一个支撑架，普遍适用的型号。大多数型号都是可伸缩的，有两个或四个钩子。

当选择输液架时，患者应该考虑下列问题：贵一些的，更结实、稳定。落地型或其他型号的，可以绑在桌子、椅子或床

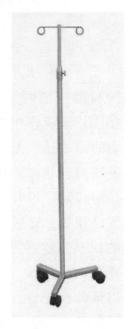

图 5-9

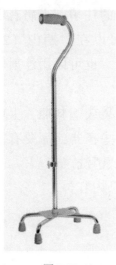

图 5-10

上。还有一种型号可以装在袋子里，适用于旅行。它可以固定在各种表面配件上，包括固定在窗户上的抽吸挂钩，固定在金属表面上的磁铁。

● **六、辅助行走设备**

1. 拐杖和助行器 大多数肌萎缩侧索硬化患者迟早都需要拐杖或助行器。当一条腿比另一条腿有力时，拐杖和助行器特别有用。拐杖总是应该用在腿有力的那一边。无力的那条腿向前迈步，拐杖也往前移动。还有许多种支撑拐杖；有带四个脚的拐杖，这种更稳定；还有一种拐杖，扶手可以延伸到小臂，几乎到了肘部，在胳膊上还有一个环，可以增加支

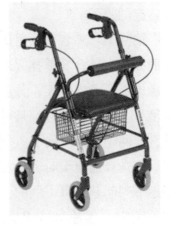

图 5-11

撑力。

助行器能提供最大的支撑力，因为它可以把重力分散在较大的范围。

2．轮椅　患者需要考虑不同类型和性能的轮椅。胳膊和脚都要有皮带，座位上最好也要有一条带子。斜倚的靠背可以增加柔韧性和舒适感。如果用手指抓紧有困难，但胳膊有力，手环就会有帮助。有的轮椅有两个手环，都用在同一边，如果患者只是一边手臂有力，这种就很适用。防止翻车的横木可以前后延伸，防止轮椅向前或向后翻。如果患者长期一个人待着，有便桶的轮椅比较适用。托盘或像桌子一样的平台是能安到轮椅上的标准附件。折叠轮椅很适用的，它可以放在汽车里。

在病情发展得比较严重的时期，需要用电动轮椅。这种轮椅可以用游戏棒或其他开关装置操纵。而这些操纵装置几乎可以用身体任何可移动的部分控制。

选择合适的轮椅需要认真考虑，接受专业人员的指导。首先，患者的身高决定了座位的适合高度、深度和宽度，以及靠背的高度和宽度。患者应该试试各种椅子，保证：

①当患者坐好后，双脚全部着地；②脚踏板是可调的，当脚放在踏板上时，膝关节后部与座位边缘相

距 7.62cm；③座椅的后背要能碰到肩胛骨；④臀部和轮椅两边至少有 3cm 的空间，给肥大的衣服（如外套）留出地方；⑤放胳膊的扶手高度应该能使胳膊自然弯曲。

买一把合适的座椅非常重要，必须考虑许多因素，如现在及将来的身体条件，患者的经济状况，家庭和朋友提供帮助的程度，小区能提供的交通服务的种类。轮椅是一个主要的购买项目，它能提高患者现在及将来的生活质量，患者一定要认真选择。

（1）手动轮椅　那些躯干部分还很正常，而且在座椅里自己还能调整位置的患者经常使用重量轻的手动轮椅。这种轮椅推起来比较轻，而且容易用汽车运输。因为肌萎缩侧索硬化是退化性疾病，所以租或借一把这样的椅子更经济，把资金用于购买其他的设备。

（2）帆布倾斜轮椅　当患者比较虚弱时，通常推荐使用帆布倾斜轮椅。许多患者发现倾斜的位置呼吸比较容易一些。这种椅子可以让身体以自然重力的方式呆着，而不是靠反作用力。臀部向前滑是倾斜座椅的普遍问题，帆布的特点就是重力把臀部向椅子的后背方向拉，防止不断向前滑动。帆布还能减轻坐骨和骶骨（尾骨）的压力，防止产生压痛。

无论用什么类型的座椅，如果不经常变换位置，皮肤都容易出现破损。

（3）电动轮椅　电动轮椅与手动轮椅相比可以使患者保持长期的机动性和独立性。符合标准的电动轮椅（如果肌肉相对来说没有受损，也可以用滑行车）会增加患者的户外活动，减少疲劳。因为这个病的发展是进行性的变化，所以借或租一个轮椅比买更经济。

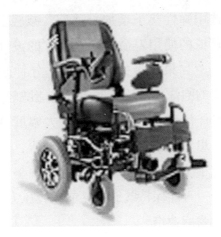

图 5-10

当患者变得无力，需要更多的支撑和较好的位置时，滑行车就不再是可选项目了。就要考虑带帆布倾斜性能的手动或自动电动轮椅。轮椅应该能支撑背部和头部。专门设计的靠背可以减轻压力，增加侧面支撑，这样可以提高稳定性和定位性。头枕有多种尺寸和形式可以选择。

有些电动轮椅可以用吹气气囊控制。对许多肌萎缩侧索硬化患者来说，这些性能对延长独立性是非常重要的。有些患者无法选择这种控制的轮椅，因为他们不能保证密封吹气口或者不能保证正确的呼吸控制，用头驱动这样的轮椅需要一致的头部运动。

应该选用弹性垫子增加舒适感，减轻压力，因为为了延长轮椅的使用寿命，许多地方的设计可能会引起皮肤破损。如果患者能自己每30分钟改变一下位置，高密度的泡沫垫子比较适用，它能减轻压力。

随着身体活动性的降低，需要大幅度减轻压力的垫子。许多患者觉得凝胶的垫子不舒服，充气垫子更舒服，能减小压力。通常需要不止一种垫子，因为没有一种垫子一直能保持既舒服又能减轻压力。

● 七、家庭改造

当要改变轮椅使用者的家居环境时，下面几个方面需要考虑：

1. 重新布置一下家具，使轮椅容易通过和移动。

2. 在有楼梯的地方安装坡道（12∶1 的坡度）和护栏或电梯。

3. 门廊起码要 76cm 宽。通过移动门和合叶，或者移动内框线条，安装一个滑动门或帘子还能把门廊加宽。能够"变窄"的就是临时减小轮椅的宽度5~10cm。

4．门厅应该92cm宽，轮椅要能转弯。保证安全和容易转弯，没有任何障碍物的空间需要$1.6m^2$。

5．移动壁橱，在下水和水池前留出空间。

6．地毯妨碍轮椅移动。木地板、复合地板对轮椅的使用比较好。

八、其他辅助设备

许多肌萎缩侧索硬化患者因为手指无力，抓东西和控制物体有困难。这可能要经常改变日常用的工具，或者用特殊设计的这类工具替代，来弥补由于手指、手和腕部无力造成的影响，例如：加厚手柄的刀、叉和勺就能使吃东西容易一些。也有加厚、加长手柄的套装餐具可以在某种程度上弥补受损的肩部运动。

特大把手的杯子能让患者把所有手指都放在把手下面，减少洒溅的危险。带护边的盘子有一圈垂直的小边，当用勺子或叉子舀食物时能挡一下。

需要抓牢和旋转两个动作的门把手对患者来说可能是个问题。门把手接合器能解决困难，它能通过向下推或向上拉把门打开。在门钥匙上加一个厚点的木头或塑料的把手能帮患者转动插入锁里的钥匙。

粗的钢笔或铅笔比通常用的细的容易抓牢，书写器有一个挡块可以握住钢笔或铅笔。

如果患者双手和手指无力，穿衣服就困难。有些东西能帮助系纽扣。尼龙粘扣是流行的替代品，它可以代替纽扣和拉链。最好的就是套头的衣服，或用松紧带的衣服和裤子，根本不需要系扣。

改装一下收音机、灯和电视的开关，使肌萎缩侧索硬化患者能用手掌、头部运动或者吹口气就能开、关这些设备。要选不用手持的电话。

本手册只提到几种使患者的日常生活变得容易一些的小改造或特殊的工具。任何一种工具在购买之前都要考虑一下，这是很重要的。有些设备价格比较便宜，有些就比较贵。有些会长期有帮助，而有些只在短时期内有用。

第六章　寻 求 帮 助

第一节　世界运动神经元病日
——肌萎缩侧索硬化纪念日的由来

为什么把每年的 6 月 21 日定为世界运动神经元病日呢？这还要从劳·葛瑞格这位当年美国家喻户晓的著名棒球明星说起，他是纽约扬基队的主力。1939 年 6 月 21 日，劳·葛瑞格被确诊为肌萎缩侧索硬化。13 天后的 7 月 4 日，他最后一次披上洋基队战袍上场，洋基队历届退役球员及当时服役的全体队员全部到场，全场 6 万余名球迷鸦雀无声。劳·葛瑞格以颤抖而感性的语气说道："过去两个星期，你们看到报上说我劫数难逃，但今天，我真正感受到我是地球上最幸运的人"。劳·葛瑞格在与肌萎缩侧索硬化顽强抗争两年后，于 1941 年辞世，终年 39 岁。

1997 年，国际运动神经元病学联盟选定在劳·葛瑞格被确诊的 6 月 21 日这天，举行世界范围的各种相关活动，以唤起世人对这一遍布全球的重要疾病的重视。

2000 年在丹麦举行的肌萎缩侧索硬化国际大会上，与会代表一致决定，将每年的 6 月 21 日确定为世界运动神经元病日。创设这个日子的宗旨是希望更多的社会大众了解、关注和重视肌萎缩侧索硬化这一恶疾，积极提高应对这一重大绝症的知识水平。

渐冻人是肌萎缩侧索硬化患者的俗称，最初由台湾的医生和患者家属提出。因为患者得了该病后，身体有如被冻住一样，肢体无力、肌肉抽搐，慢慢会进展为肌肉萎缩与吞咽困难，直到呼吸衰竭。该病致死率高，目前没有治愈办法，患者非常痛苦和不幸。关注他们，寻找战胜病魔的法宝，一直是医生们追求的目标。

第二节 台湾运动神经元病患者协会

运动神经元疾病的病患与家属在台北荣民总医院高克培、蔡清标医师的协助下，由沈心慧、游淑华等家属开始筹备，担任联络事宜，在 1997 年 7 月 26 日正式成立台湾运动神经元疾病病友协会。为了好记，经 1998 年 7 月 25 日会员大会决议，简称渐冻人协会，至今为医界与社会大众所通用。现任会长为刘学慧女士。

该协会本着用爱解冻的服务宗旨，协助病友医疗照护、争取合理权益、整合科技辅具、提供经济补助及举办联谊活动。期盼每一位为 ALS/MND 所苦的病友与家属能减轻压力与负担，拿出勇气共同对抗疾病。近年与大陆肌萎缩侧索硬化交流甚广。

> 我有话要说，只是说不出话来；
> 我很想吃东西，但是不能吞咽；
> 我很想抓痒，但是手不能动；
> 我很想活动，但是脚站不起来；
> 我头脑清楚，但只有两眼会动；
> 请帮我尊严的活着，安宁的死去。

这首诗在台湾及大陆的肌萎缩侧索硬化圈内很流行，这就是台湾东吴大学教授沈心慧女士写的，描述渐冻人生命状态的诗，很真实，但有些残酷。2009 年我去台湾参加台湾渐冻人协会的活动时，沈女士曾讲过要写一首有些激情上进的诗，我们真诚地期待这首诗早日面市。

第三节　国内外肌萎缩侧索硬化网站

目前互联网的肌萎缩侧索硬化资源非常丰富。为

了高效率利用这些信息，现在众多的网站中介绍几个
重要的网站。

1. 中国运动神经元疾病专家协作网

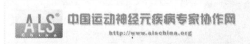

图 6-1　www.alschina.org

2006 年 6 月 21 日正式建立。由中国医学科学院运
动神经元疾病专病门诊发起，中国肌萎缩侧索硬化协
作组是国内北京上海广州三地六家著名医院运动神经
元疾病专病门诊的医生自愿形成的研究协作组。其中
主要的内容涉及运动神经元疾病。该网站较频繁的更
新充实内容，相信知识给人力量，确信现有的医疗手
段可以使患者活的更有质量。网站是针对广大神经科
医生，患者和家属开办，内容丰富。已形成覆盖全国
的网络。

2. 中国运动神经元网

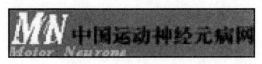

图 6-2　www.chinaals.com

北京大学第三医院神经科开办的运动神经元病网，内容丰富，活泼。开辟了患者论坛，实用性强。

3．美国 ALS 协会网站

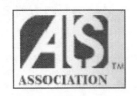

图6-3　www.alsa.org

美国肌萎缩侧索硬化协会是全美最大的公立非盈利性针对肌萎缩侧索硬化的健康组织，肌萎缩侧索硬化协会涵盖了肌萎缩侧索硬化的各个方面如研究、患者及社区服务、公众教育及宣传。其目标是寻找肌萎缩侧索硬化治愈方法及改善患者生活质量。作为肌萎缩侧索硬化协会的官方网站，其充满活力，内容丰富，更新及时。是肌萎缩侧索硬化患者及医生获取肌萎缩侧索硬化最新进展及疾病有关知识的快捷途径。

4．美国肌萎缩协会（MDA）www.mdausa.com

是一个志愿者健康组织。由患有肌萎缩的成年人、肌萎缩患儿的父母及进行肌萎缩研究的医生和科学家创立于1950年。目前它的主席是美国演艺界明星 Jerry Lewis。致力于建立科学家和关注神经肌肉疾病市民的密切合作。肌萎缩协会有世界范围的研究计划、综合医学和社区服务，广泛的专业和公众教育。美国国内MDA有200名工作人员，230个在医院内设立的专病门诊，世界范围支持近400百个研究课题。官方网站介绍神经肌病达40多种。专门有肌萎缩侧索硬化频道和专栏。

世界神经病学联盟 ALS 研究组织

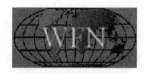

图 6-4　www.wfnals.org

国际 ALS/MND 协会联盟

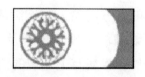

图 6-5　www.alsmndalliance.org

国际运动神经元疾病协会

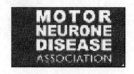

图 6-6 www.mndassociation.org

加拿大 ALS 协会

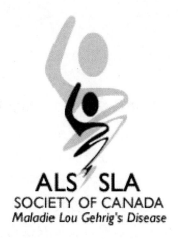

图 6-7 www.als.ca

好大夫在线李晓光个人网站

我利用业余时间为肌萎缩侧索硬化患者答疑的一

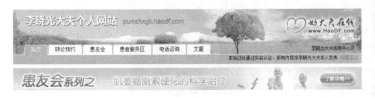

图 6-8　pumchxgli. hadf. com

个平台。

2008 年 3 月 4 号开通，已有近 180 万人次访问，每天平均 2000 人次。

第四节　中国肌萎缩侧索硬化协作组

2004 年 12 月 10 日成都锦江宾馆霁月厅，来自全国的肌萎缩侧索硬化专家们齐聚一堂，对肌萎缩侧索硬化这一严重危害人类健康的不治之症展开热烈地讨论。会议由北京协和医院神经科崔丽英教授主持。会上北京大学第三医院樊东升教授作了成立肌萎缩侧索硬化研究协作组的主题发言。樊教授指出：成立协作组的目的是为了加强各医院肌萎缩侧索硬化研究的交流与合作，有效整合中国肌萎缩侧索硬化资源优势，尽快实现与国际肌萎缩侧索硬化研究的接轨和融合，从单病的研究方面率先完成国际化过程。协作组将是以项目带动研究的互相协作体系，采用首倡原则、权重原则和协商共享原则。这一倡议得到了与会专家们的一致认可。经大家协商讨论，决定在原有肌萎缩侧索硬化临床中心的基础上成立有五家医院组成的肌萎缩侧索硬化研究协作组。协作组将采用秘书轮流制度，定期召开会议，加强各家医院在肌萎缩侧索硬化领域的多项合作，以项目牵头开展互助交流协作，以协作组的形式积极参与国际的交流，提升我国在肌萎缩侧索硬化领域的研究水平和学术地位。会议决定2005年第一次会议将在北京召开。北京协和医院神经科李晓光负责编写中国肌萎缩侧索硬化协作组第一期ALS通讯。《ALS通讯》是一份面向神经内科专科医生，提供有关运动神经元疾病（MND）/肌萎缩侧索硬化病（ALS）的最新研究及治疗进展的不定期内部刊物。至2012年3月24日肌萎缩侧索硬化协作组已举行九次会议。

附：中国肌萎缩侧索硬化协作组运动神经元病专病门诊（2012 年，具体门诊事宜请电话咨询）

北　京

中国协和医科大学北京协和医院神经内科

地址：北京东城区帅府园 1 号

邮编：100730

电话：010-65296114

专病门诊时间：每周二，周三上午

北京医科大学第三医院神经内科

地址：北京海淀区花园北路49 号

邮编：100083

电话：010-62017691

专病门诊时间：每周一下午，周四上午

上　海

复旦大学医学院附属华山医院神经内科

地址：上海乌鲁木齐中路12 号

邮编：200040

电话：021-62489999

专病门诊时间：每周三上午

第二军医大学附属长征医院神经内科

地址：上海凤阳路 415 号

邮编：200003

电话：021-63610109

专病门诊时间：每周二下午

第二军医大学附属长海医院神经内科

地址：上海长海路 174 号

邮编：200433

电话：021-25071114

专病门诊时间：每周四下午

广　州

中山大学第一医院神经内科

地址：广东省广州市中山二路 58 号

邮编：510080

电话：020-87755766

专病门诊时间：每周二下午

第五节　中国医师协会肌萎缩侧索硬化项目管理委员会及专家委员会

中国医师协会肌萎缩侧索硬化项目管理委员会是中国医师协会下属的一个国家级公益性组织，经卫生部及民政部批准，成立于 2010 年 6 月 21 日，它的宗旨是给肌萎缩侧索硬化患者及家属提供各种服务。是目前国内唯一的肌萎缩侧索硬化组织。其任务是关心肌萎缩侧索硬化患者，寻找治疗方法。为了完成这一任务所做的工作：为肌萎缩侧索硬化患者、他们的家属及照料人员提供最大可能的支持。支持肌萎缩侧索硬化病因及治疗方法的研究。让公众了解肌萎缩侧索硬化及其影响。主张对肌萎缩侧索硬化这种毁灭性的疾病加强服务、研究和关注。在上述工作中互相协作，互相尊重。

为了建立帮助全国的运动神经元病人的可持续救助保障体系，完善肌萎缩侧索硬化疾病救助服务规范化管理体系，在专家委员会的领导和支持下，通过各地的项目合作医院为患者提供规范诊治服务，通过项目办公室提供统一的救助服务，并寻求在中国国情下在政府政策支持、民间组织管理、国内和国际慈善公益组织援助相结合的方式，使患者能够看得起病、用得起药、有尊严地生活。

附：渐冻人项目管理委员会名单

中国医师协会肌萎缩侧索硬化（渐冻人）项目管理委员会

名誉主任：殷大奎　杨　镜

主　　任：张雁灵

副 主 任：杨　民　陆　军　袁亚明

委　　员：王　兴　王　杉　邓开叔　李清杰

　　　　　李俊峰　刘玉芹　赵书贵　赵　群

　　　　　凌　峰　徐和平　张耀华　张阳德

　　　　　秦小明　刘克玲　崔丽英　贾建平

　　　　　蒲传强　樊东升

总 干 事：吴苏伟

副总干事：李晓光　刘　杰　倪叡杰

中国医师协会肌萎缩侧索硬化专家委员会

名誉主任：李春岩　吕传真

主　　任：崔丽英

副 主 任：贾建平　蒲传强　樊东升

顾问委员会(按拼音为序，共13名)

　　　　　郭玉璞　蒋雨平　匡培根　康德瑄

　　　　　刘焯霖　梁秀龄　李作汉　慕容慎行

孙相如　沈定国　汤晓芙　吴丽娟
郑惠民

委　　员（按拼音为序，共41名）

陈康宁　陈　燕　丁美萍　丁新生
丁素菊　邓　敏　管阳太　高宗良
黄旭升　侯晓军　江新梅　刘明生
刘亚玲　李晓光　李存江　李洵华
卢家红　廖卫平　牛小媛　商慧芳
宋学琴　唐北沙　王向波　魏翠柏
魏东宁　万　琪　吴　江　肖　波
徐严明　袁　云　焉传祝　杨　薇
姚晓黎　张　成　周　东　张　俊
朱雨岚　张黎明　张朝东　赵　刚
倪叡杰

中国医师协会肌萎缩侧索硬化项目办公室
主　　任：刘　杰

附录 北京协和医院肌萎缩侧索硬化 患者健康教育交流会

2011 年 9 月 14 日肌萎缩侧索硬化病友会

主持人李晓光（开场白）：

大家好，欢迎参加北京协和医院神经科主办的肌萎缩侧索硬化病友会！今天到会的有北京协和医院神经科主任崔丽英教授，她是中华神经科学会的前任主任委员和中国医师协会肌萎缩侧索硬化专家委员会的主任委员，是神经科领域及肌萎缩侧索硬化研究领域的领头人。到会的还有中国医师协会渐冻人项目办公室刘杰主任，我院神经科刘明生教授。我是协和医院神经科李晓光。今天下午我们将从 ALS 的诊疗概况、科学治疗、对症治疗以及呼吸机支持治疗这几个方面给大家做一个介绍。下面欢迎崔丽英主任进行 ALS 治疗概况的介绍。

● 一、崔丽英教授：ALS 诊疗最新进展

各位朋友，大家下午好！今天下午是 ALS 病友活动时间，这个活动我们已经搞几年了，主要是李晓光

教授、刘明生教授和我，我们 3 个人一起来做这项工作，特别是病友会的活动。今天中国医师协会刘杰主任一行人也来参加我们的这个活动，首先我代表我们科室对他们表示欢迎。另外，好大夫在线也参加了这次活动。我们每次的病友会活动也都得到了赛诺菲公司的大力支持。

这个活动的目的主要是补充门诊看病时间的不足。我们医院看病还算时间长，我们每个单元限号，只看 10 个患者，这样可以跟患者说话的时间长一点。门诊上跟患者交流，时间上毕竟非常紧张，我们希望通过开展病友会活动，能够和患者有更多的沟通时间。另外我们也会及时地把国内外的新进展和在场的患者或者家属进行汇报。

大家都知道，目前这个病治疗手段有限，但是我认为大家应该相信科学。像最早的抗菌药物没有的时候，感染是没有办法治疗的，从前得了感染就会死亡。现在有了抗菌药物，各种各样的抗菌药物，可以抗球菌、杆菌、结核菌等，所以，现在得了感染并不可怕，我们现在有很好的药物治疗。我想 ALS 总有这么一天，会有一个特效药，用上以后能够缓解和改善肌肉萎缩。

在两个月前跟美国同行一起交流，了解到现在有一个新药已经做完三期临床，效果不错，但是主要是用在美国和欧洲，没有在中国，下一步他们将会来调查中国患者的情况。我们也希望他们能够在中国进行研究，或者说我们能参加国际相关中心，因为他们初步的结果是很不错的。目前虽然年年有很多的药物研究，但大多数的药物都是做完两期或者三期临床研究，效果不好就停止了。这个药物也是一个神经保护剂，主要作用是神经保护作用，药名还未确定，目前还在做研究，到中国来得有一个过程，需要经过审批。即使我们参加国际的各项研究，最早起码也得到 2012 年底才有可能。我想说的是，现在全世界医务工作者、科学家都在研究这个病，我想总有一天会攻克这个难关。

现在来看，我们还是以力如太以及其他一些神经营养治疗为主，还包括改善呼吸功能、肠道营养和经皮胃造瘘营养等多方面的治疗。另外，现在也有很多辅助设施，像电脑，我们可以通过眼睛代替手翻页、打字，这些仪器大家也见到过。记得 6、7 年前在国外看这个仪器的时候我还很兴奋，因为看到一个 ALS 患者坐着轮椅，虽然一点都不能动，但可以通过追瞳器炒股，当时我还问他"你这个电脑多少钱?"，他说是 2 万美金。几年前我觉得 2 万美金也太贵了，折合人民币将近 20 万了，我想我们的患者什么时候能买得起啊。但是随着科学发展现在我们也有了自己的仪器，价钱要比 2 万美金要便宜多了，从这方面讲，我们有患者炒股的话，可以通过这种电脑来继续做自己的事业了。

所有 ALS 患者来看病前都会看很多的资料，知道这个病有多严重，平均寿命多少多少，有的患者家属做了很多研究。但是我们应该这样想，有一些数据对大多数人是这样的，但是也有很多例外，有些预后还是有比较好的。现在有营养药物的辅助，有呼吸机辅助，患者的生存期是很长的。只要能够延缓疾病进展，我们就可能等到新的治疗。我也经常看到有的患者根本不是 ALS，有很多患者最后经过确诊，诊断为颈椎、腰椎、胸椎病变，或者几种病同时都有。当然大多数患者还是要在三级甲等医院，特别做肌电图比较好的医院诊断肌萎缩侧索硬化。

现场的听众有些可能是病友家属，其实患者家属的鼓励、对患者生活的照顾是非常重要的。我门诊有一个患者是延髓性麻痹，她的丈夫对他非常好，几年了，开始的时候呼吸不太好、特别瘦、体重下降，后来她做了一个经皮胃造瘘，做完以后营养好多了，只是说话费劲，总体来说精神状态明显好转，也许将来还会有其他的辅助设施能够帮助她发音、说话，我想这种想法将来就一定会实现。所以作为家属可能更多的是要鼓励患者，而且要根据患者具体情况来具体对待。

因为文化理念不一样，国外医生会把病情介绍给患者本人，但是在中国不一样，有的介绍给家属，有的介绍给本人，但是无论什么情况，得有一个乐观的心态，有一个能够战胜疾病的信念是非常重要的。这样才能等到新药物、新设备的出现，延缓患者的生命和提高患者的生活质量。

下面由李晓光教授和刘明生教授跟大家一起来分享一些目前关于 ALS 诊疗的进展。另外也希望在座的各位，包括我们的病友和的家属，可以提出医院能够为你们做点什么的建议，因为你们从亲人的角度对患者了解比我们更多，在照料方面等等有什么要求和想法也随时跟两位大夫提出来，我们也会提供各种方式跟大家保持联系，谢谢大家，也谢谢各位朋友。

二、中国医师协会刘杰主任：ALS 患者一定要选择正规大医院就医

我代表中国医师协会感谢崔丽英教授、李晓光教授和刘明生教授，他们在百忙中为患者义务的举行病友的交流活动。因为时间的原因我只讲一点。大概在 1 个多月前，中央电视台东方时空找到我们和崔教授做

了一期节目，是因为有一个叫马悦凌的，是江苏南京一个医院的护士，在江苏电视台做过养生节目、出过几本书，声称主要治疗渐冻人（肌萎缩侧索硬化）和绝症，用泥鳅治，生吃泥鳅。我们组织了专家揭露了真相。我在这里讲这件事情就是想提醒大家，一旦得了疾病，就要面对现实，到正规的医院去就医，我希望我们在座的患者没有去瞧这些江湖医生。你们自己没去，希望你们也告诉身边的患者到正规医院就医。

崔教授说现在有一个新药已经开始做三期临床了，肌萎缩侧索硬化早晚会等到科学突破的那一天。我们中国医师协会渐冻人项目办公室有一个救助的服务体系，包括合资药物、国产药物、呼吸机、家居护理和心理辅导，如果患者有什么困难打我们的免费电话8008103386就行，我就不过多占用时间了，谢谢大家。

三、协和医院神经科李晓光教授：肌萎缩侧索硬化的科学治疗

我今天主要是给大家介绍一下肌萎缩侧索硬化的科学治疗，主要是从早期的治疗选择和理性选择这两个方面给大家做介绍。

1. **为什么会得这个病**　不管患者也好，还是患者家属也好，知道得了这个病以后，都会问一句"为什么我会得这个病？为什么偏偏是我呢？"，其实，这个病是谁都会得的，没有一个明确原因说谁一定会得。意大利足球队前锋博尔戈诺沃，球迷会知道他，他是非常有名的运动员，做过意大利足球队队长；霍金，是英国物理学家；卢伽雷在美国的地位相当于姚明在我们中国人心中的地位，是 20 世纪 30 年代的一个棒球运动员，非常著名的一个人物，为了纪念他，肌萎缩侧索硬化在美国通常称为卢伽雷病。前苏联的著名作曲家肖斯塔科维奇，他非常有名的，是跟柴可夫斯基同一年代的著名作曲家；这是英国的一个著名的演员尼文。放这个幻灯片的意思是想说明这个病实际是任何一个行业、任何一个阶层，从名人到普通人都是可以得的，这个病和其他的病一样，大家都没有什么阶层，职业的选择性。

　　2．什么是肌萎缩侧索硬化　运动神经元病，有的患者叫神经源性损伤，其实这两个概念是不一样的。我们为什么首先把这个概念跟大家说一下呢？国内现在把肌萎缩侧索硬化和运动神经元病混用，其他国家也是这样。实际上早期英国用运动神经元病这个名词，美国是用肌萎缩侧索硬化这个词。肌萎缩侧索硬化这个词最初是由法国一个医生（夏科）命名的，在这两个总的称呼下，有时候包括进行性肌萎缩、原发性侧索硬化和进行性延髓性麻痹这么几个类型，实际上这三个类型都会进展到肌萎缩侧索硬化这个类型里面来，这就是我们所谓运动神经元病或者肌萎缩侧索硬化。但是很多时候在临床上提到运动神经元病不是指这些病中的一种，可能指的是运动神经元疾病这个大概念，包括以下疾病：①脊髓性肌萎缩，这个病成人以后会有一些发病，但是发病比较少，多半是儿童的疾病；②痉挛性截瘫，也说是没劲，没力气，实际是肌张力增高，行动不便，未必有肌萎缩；③多灶性运动神经病，包括平山病、肯尼迪病和一些周围神经病，尤其是腓骨肌萎缩症脊髓型。这段时间我们在门诊也碰到不少，实际上它是一个腓骨肌萎缩症，但是它的表现形式容易和前面的这些疾病混淆，这实际不属于我们现在要说的肌萎缩侧索硬化或者运动神经元病。

那么，肌萎缩侧索硬化本身是什么呢？实际上，它是上运动神经元和下运动神经元病损伤之后，导致包括球部（所谓球部，指的是延髓支配的这部分肌肉）、四肢、躯干、胸部腹部的肌肉逐渐有无力和萎缩，它起病是很慢的，突然发病都不是因为这种病，多数是由于呼吸衰竭死亡。它的发病率是 1.5%，患病率是 4%~6%，所以中国要算起来应该是 6~8 万人，我们有时候说患者有 20 万人，指的是运动神经元疾病。相对来讲的话，肌萎缩侧索硬化男性会更多一些，平均的起病年龄统计的差别比较大，通常是 50～65 岁，有的资料讲这个平均数据是 55 岁，有的资料讲是 60 岁，基本上 50～65 岁是发病的高峰，大部分患者存活 3 年半，一般在 5 年以后有 20% 的人存活。从这一点看，确实这个病确实是比较残酷的病，但我们一会儿会讲这个病的一些特殊性。

为什么说叫它叫运动神经元病呢？这是比较简单的一个说明运动神经系统的图（图 2-4），这是运动皮层，往下是皮质脑干束和皮质脊髓束，这儿的运动神经元会发出这么一个结构（轴突），支配到脑干，支配到脊髓。在延髓和脊髓这儿的神经元，我们叫下运动神经元，它会发出纤维支配肌肉，从脊髓前角会发出支配肌肉，我们在体内就是这两组运动神经元，一种是皮层的运动神经元，一种就是下神经元，下神经元包括脑干，尤其是延髓部的，还有脊髓部的，运动神经元出了问题，所以叫运动神经元病。

3. 肌萎缩侧索硬化的遗传学介绍　这个病大约 90% 是散发的，其中 10% 是家族性的，是以常染色体显性遗传的，就是说家里面每一代都会有的，其中有 20% 的基因明确定位到一个叫 SOD1 的基因上，即过氧化物歧化酶的基因，这个基因出问题就会造成遗传病。在 1993 年的时候，美国就发现了有 13 个突变形式，

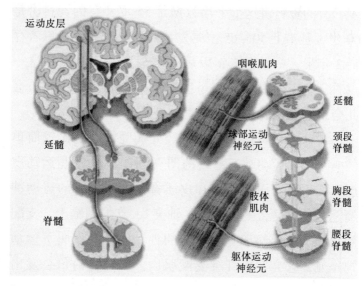

图 2-4

到目前为止其实已经是 140 多种突变形式了，突变形式有各种各样。实际上，这种突变的形式会跟发病特点是有关系的，同一个基因不同的突变模式，表现出来的临床特点也会不一样。诊断了家族性肌萎缩侧索硬化之后做一个基因分析，做出来这些基因突变的模式也对病情进行评估，这些突变形式可以对应相应的临床特点。

　　我们从 2006 年一直到今年，在国内做了一部分研究，每年都会在基因上发现一些新的收获。比如我们在大庆一家人发现了一种基因突变，他们还算幸运的，基本上发病都是在 45 岁左右，目前存活最长的是 30 多年，对他来讲的话，虽然是这个病，但是不影响正常寿命。但是有一些家庭可能就不一定那么慢性的了。

SOD1 基因突变型与临床表型

临床表型	基因型
典型下运动神经元受损	A4V. L84V. G93C. D101N
缓慢的病程	G37R.G41D.L144S.L144F
快速进展的病程	A4T.N86S.L106V.V148G
晚期发病	G85R.H46R
早期发病	G37R.L38V.L106V
女性多见	G41D
球部起病	D76Y.V148I.I151T
四肢远端起病	H46R.G93C
外显率低	D90A.I113T
散发性ALS	D90A.I113T.G72S.E133del

图 2-5

4. **肌萎缩侧索硬化的预后**　刚才讲到大部分人存活期确实相对较短，但是实际上，在研究中实际上也有一些良性的或者长病程的病，我们在门诊各个大夫

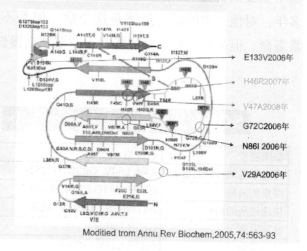

北京协和医院研究的突变分布

Moditied trom Annu Rev Biochem,2005,74:563-93

图 2-6

都会见到，很多年都没事，包括我们说的霍金，其实霍金是 20 多岁就发病了，但是他现在已经 60 多岁了，那么他有 40 多年的病程，虽然他的肢体活动是不变的，但是他能够跟其他人一样该做什么就做什么，所以确实算比较长的病程。患者中有以说话困难、吞咽困难起病的，我们叫球部或延髓起病。相对来讲大部分人是脊髓起病的，比如肢体无力、手脚无力。相对来讲脊髓起病比延髓起病存活期长一些。每个人都是进展的，但是每个人进展都是不一样的，是不是看到旁边的病友进展快，我一定就很快？不是这样的。很多病程长的患者告诉我，我刚开始特别怕，跟我一块诊断的人怎么就不行了，我说你其实不用这样参考，因为每个人病情都不一样。

目前按照患者中存在的问题，一般会把肌萎缩侧索硬化成四个阶段（这是人为分的）。

第一阶段会面临诊断，我不知道在座有多少在这个阶段，在这个阶段我们会以诊断为主。国内的情况有一个问题，就是太多的时间寻求诊断了。我见过的有一个患者，基本上我认识的从事肌萎缩侧索硬化的医生他都看过了，我说你为什么这么一个一个看呢？有谁说过不同的意见吗？他说没有，每个人看的都是这个诊断。我说你治疗了没有？他说没有治疗。我说你看这么长时间，为什么不治疗呢？他说我就希望你们其中哪个人说我不是这个病。这个想法倒可以理解，但是有点吃亏！吃亏在于全国各地几个大城市都跑过了，费用都够你吃半年的药了，实际是不划算的。为什么这么讲呢？其实这个病本身由两个从事肌萎缩侧索硬化的大夫看过之后，基本上出现误差的可能性不大，因为80%患者在诊断的时候并不难，尤其我们进行这个病研究的医生。确实有一些患者不好诊断，需要我们做随访，但只有10%比较难诊断。看了各个大夫也会觉得不太典型，我昨天看了一个患者也是好多大夫都看过了都说不典型，病情也在发展，既然不典型就说明确实有一些不符合诊断的地方，但是也没有其他病可以考虑，这个是可以继续观察的，但是也可以马上开始治疗。

第二个阶段是病情发展，但是还没有出现明显的残疾。我们遇到很多这样的患者，没有治疗，说"我现在也没有事，刚开始担心，一查资料发现没有什么事啊"。问多长时间了？他说半年1年了，也没怎么管它。这时候已经错过了最佳治疗的时机。

第三个阶段就会遇到很多问题，这时候患者就开始着急了，到各个地方看病。当然，我们也会有一些办法去处理这些问题，但从病因治疗上讲，是越早期治疗越好。

第四阶段就是很多家属没有想好最后怎么办。我们如果遇到这个情况一定要想好我最后怎么办，比如呼吸机要不要上？我要选定哪家医院？也许在当地最大的医院也没有这个条件接收，我得想好要去哪家医院，我最后怎么办？这些都是我们国内的患者都注意不到的事情。

5. 面对肌萎缩侧索硬化，我们应该怎么办　我们面临那么多的问题，我们应该怎么办呢？得病了医生怎么考虑治疗这个病呢？在医学模式中，其实能够做的就是这几个方面。任何病基本都是这样的情况：

第一，别让它发生。这个目前只有遗传病检查能做到，即这个病是遗传的，那我们就不让有遗传缺陷的孩子出生，那肯定不会得这个病。能够预防发生是没有问题的。

第二，治愈。就是一用药就好了，感染性疾病现在都能做到了，刚才崔主任介绍了，包括肺炎、肺结核，用抗结核或者抗感染的药治疗了就好了，这是现代医学最大的进步。

第三，阻止疾病发展。虽然病本身的损害不能逆转，但是至少这个病能够给它停止。比如癌症，没有任何一个正规医院说我能把癌症治愈了，除非很小、很局限的时候手术治疗，彻底切除。如果从药物治疗角度来讲，没有一个人说化疗就可以把这个病治愈了，解决了，不会。

第四，减缓病情发展。很多时候医生做的是减轻疾病的影响。这个疾病造成身体的疼痛，发烧，活动不便，医生能做的就是减轻疾病影响。神经科最多的是偏瘫、中风，使得偏瘫的肢体康复，甚至完全恢复，这就是减少病情本身的影响。还有就是减轻一些症状，比如减轻疼痛，减轻癫痫发作，从而减轻患者痛苦，这也是疾病的治疗。

6. 肌萎缩侧索硬化的治疗方法 那么，肌萎缩侧索硬化怎么治疗呢？我们现在现实的目标：

第一个就是延长生存期，这是最实际的，减缓病情发展。基本是从三个方面入手：病因治疗、营养支持、呼吸支持。

病因治疗当中，目前唯一的药物是力如太，另外还有正在探索的药，比如辅酶 Q10。在国外，相关研究是比较多的，尽管很多试验是矛盾的，这个试验说非常好，另外一个试验又报告缺乏证据，但是研究者始终没有放弃对这种药物的论证，就是因为它研究基础数据比较多。运动神经元病发病机制中有一个线粒体代谢异常学说，这个药物作用的环节是线粒体代谢当中重要的一个环节，动物试验上用辅酶 Q10 可以肯定的延缓模型动物的生存时间，但是在人身上似乎结果有些矛盾的地方，所以还没有得到最后的论证。还有刚才崔主任讲的国外的正在进行三期临床试验的药物，其实类似的临床试验蛮多的，但是要通过国家的论证，通过权威机构的认证，走到临床实际应用最后这一步，到底有多少药能走到？是一件蛮复杂的事情。

第二，就是营养支持。营养支持是经皮胃造瘘，还有一个就是无创呼吸机。首先就是延长生存，减缓发展。其次，就是提高生活质量，进行一些症状性的治疗，这是刘教授要讲的。

另外，如果说有遗传史或者家里面有血缘关系的人有类似的疾病。因为早年诊断比较模糊，我们受文化的关系，都不太愿意说家里有这类的病，其实，我们已经发现三四个家族遗传患者最初都在医院看过，不止一个医生问过他家里有没有这样的患者？都说没有。最近的一个患者在门诊上他孩子主动跟我说"我们家已经有4个了"，才知道他舅舅和他姥姥都在我们医院看过，他舅舅和姥姥不是一个姓，而且是从不同地方来住院的，医生问不愿意说。还是那种想法，希望查出一种跟这个病不一样的病。他母亲发病以后他才说了。

我们在多个场合都建议患者吃力如太，为什么这么讲？是什么试验能够支持它，让这些医生包括国外、国内医生支持吃这种药呢？有两个试验对它的疗效做了验证，两个试验分别命名216试验和301试验。这两个试验分别做了12个月和18个月，做这个研究的目的是说什么呢？是比较治疗组的患者和没有吃药（吃的是安慰剂）的患者的不同，治疗组的患者比安慰剂组的患者相对危险度下降了，相对危险度是统计学的概念。通俗的说，这一组是力如太组，这一组是安慰剂组，216试验中，力如太组在吃到12个月的时候，相对危险度就下降了，下降了34.5%，两组在统计学上讲是有差别的，即吃药和不吃药这两组是有明显差别的。216试验从另外一个角度也提出：在12个月结束的时候，这两组生存的人数是不一样的，从开始吃药就发现这两组曲线不一样。相对来讲，吃药这一组比安慰剂这一组生存的概率高，生存概率是统计学的概念，统计学上有显著性差异。

这是另外一个试验，301试验，试验相对时间长一些，是18个月，试验分得更细一些，分出来一个延髓首发组和肢体首发组，肢体首发组病程都会相对长一些，预后好一些。这个试验比216试验相对明了些，更容易解释，它统计了18个月的存活率，即到18个月的时候看服力如太这一组和服安慰剂这一组在存活的人数方面有什么差别？所有的人都放到一起，包括肢体首发组和延髓首发组放到一块，服力如太这一组就比服安慰剂组存活率要高，相对危险度下降了21%。相对来讲，延髓首发组似乎比肢体首发组改善更好，这就是研究得出的结论。就是说从生存概率的角度讲延长时间后也有差别。刚才216试验是12个月，301试验延长到18个月，这两个研究是完全不同的国家，

216 试验是法国做的，301 试验是国际多中心研究，许多国家都有参与。服力如太组的生存概率比安慰剂组生存概率从吃药 3 个月开始就不同了，在 9 个月、12 个月、15 个月的时候都是不同的，统计时间共 18 个月。

在 301 研究中，还做了一个分析，不管是安慰剂组还是服药组，因为有病情轻的患者有相对重的患者，把每一个组里面轻和重的患者细分了一下，分成四期，一、二期是比较轻的，一期、二期分在一个组，有 201 个患者吃安慰剂的，600 多个患者吃力如太的，第三、四期是有 150 个患者吃安慰剂的，396 个患者是吃力如太的，相对比较下来以后，在早期数据是有统计学差异的，$P = 0.03$，在晚期的患者就没有差别了，这个研究说明什么意思呢？我也遇到有一些患者说我晚点吃行不行？我们刚才为什么说我们建议早期治疗？实际上这个研究给我们提示，你如果选择力如太治疗的话，早期治疗是有价值的，对病程发展、对存活期是有价值的，到晚期了，帮助就不那么大了。

美国神经病学学会就制订了一个肌萎缩侧索硬化治疗指南，给了一个基本的原则，可以用力如太治疗诊断明确的或者是疑似肌萎缩侧索硬化的患者，我们也在用这个诊断标准。国内的治疗指南正在起草，会尽快地推出来，使得国内的医生能够尽快地掌握标准的原则。

7. 肌萎缩侧索硬化的科学治疗　我们要坚持科学治疗，得病初期，患者或家属都会提出"吃这个药能不能治好？能不能完全回到我原来的时候？"很多时候，我们很难回答这个问题。如果我们要直截了当的回答，似乎很伤人，如果说不可能，可又不能回避这个病的实际情况，它确实是逐渐发展的。之前我们病房制作了运动神经元病疾病知识宣传板，其实是想帮助患者住院的时候侧面了解真实的疾病知识，我们放了几年以后，有家属提出来对家人影响太大了，看了情绪会波动很大，最后我们跟护士长协商把那个板取掉了，但是另外一个病房取掉了后来患者又要求放上去，说看看挺好，这反映了每个人对这个病的态度不一样，认识程度都不太一样。从医生的角度来讲都是尊重患者的家属和患者自己的意愿，我们在门诊看病的时候，家属提前来说不愿意将病情告诉患者本人，医生一般会尊重家属意见就不告诉患者，但是从伦理学角度，一个人得了病，自己应该知道发生了什么。即使你不告诉他，他迟早也会知道，如果你告诉太晚，他没有时间做自己想做一些事情，他心里未必会高兴，这确实是很矛盾、很个人的情况。

　　我们要坚持科学治疗，有条件的尽量的按照301试验是用18个月的药，如果没条件，那就尽量用1年，为什么这么讲呢？有患者说我用两个月试试吧，我说不用这么试，因为不可能试出什么结果，要么干脆不用，不用的话，其实采取一些别的办法，包括对症治疗、呼吸机等都是可以的，千万不要吃3、4个月就停了，那这3、4个月的钱花得很冤枉的。

　　那么，在这个药之外有没有说其他的一些治疗？其他的药物呢？实际上肌萎缩侧索硬化的研究是蛮多的，还做过很多很多的试验，我统计下来不下30种，这是我最初罗列的，包括促甲状腺素、免疫抑制剂、钙离子通道阻断剂、干细胞移植、基因治疗、碳酸锂等。碳酸锂可能大家在网上也听说过，曾经有过研究说，碳酸锂对治疗是有延缓作用的，但是后续的一些研究又把它推翻了，因为临床研究本身设计不合理等等。意思是说目前可能在很多很多这样的研究，至少现在来讲这些都是没有被承认的。尤其国内比较热的是干细胞移植，可以负责地告诉大家，就今天为止之前，所有的干细胞移植治疗运动神经元疾病都是失败的，都是不成功的。有些是商业行为。当然有些医院确实在进行研究。

　　刚才说到的是药物，除了药物之外也有一些办法，刚才崔主任也提了，叫经皮胃造瘘术，我们经常会在门诊给大家介绍，但是似乎不太容易接受，都说在肚皮上打一个洞挺难受的。这是一个简单的解剖图，吃饭时，食物从口腔到食管一直到胃里，这是正常吃饭的途径，那么什么叫经皮胃造瘘呢？就是在胃壁上打一个洞，经过这儿把食物放里面，在西方似乎好接受，反正吃东西从哪进去都是到胃里，说从嘴里也是进去，从胃壁上进去也是一样，西方文化环境下接受起来比较容易，但是国内不太容易，觉得从胃上打一个洞不好接受。两种情况下会需要这样：第一，患者嚼不动了，咽不下去了，这个手术最初是食管癌的患者用，因为食管癌患者咽东西咽不下去。很多肌萎缩侧索硬化患者尤其是延髓性麻痹、吞咽困难的患者没有办法咽东西，吃一顿饭花1、2个小时，不现实，所以要做一个造瘘；另外就是经常呛，即容易从食管这个地方咽喉部分呛到肺里面，容易引起感染，引起肺炎，这是我们经常会见到的情况，吃着吃着呛了，肺部感染了去抢救，反复这样发生，我们患者本身身体虚弱，几次吸入型肺炎下来身体就垮了。虽然看起来蛮可怕的，真正做下来就是这样，这是从胃壁打的洞，这是一个管从这里面把食物打进去。我把这个过程给大家放一下，把胃镜从这个地方插进去，在里面看到有一

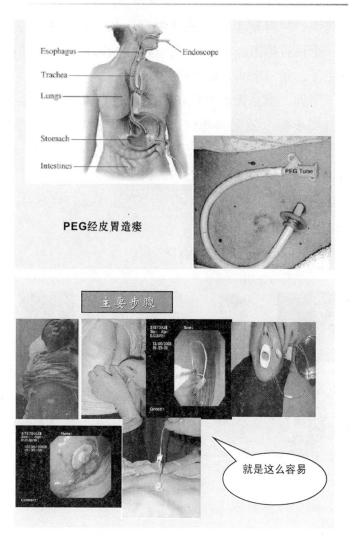

图 2-7

个光源，从胃壁上看到光源的亮，从亮点穿刺进去，接一个铆钉拉出来就可以了，这个手术10～15分钟就结束了，是一个非常简单的手术。

另外，就是无创呼吸机。无创呼吸机本身就这么大（图2-8），这是我随机选择的一组图片，你可以选择不同面罩。可能有的人对一种面罩觉得不适合，那可以选择其他的面罩，选择性是比较多的。

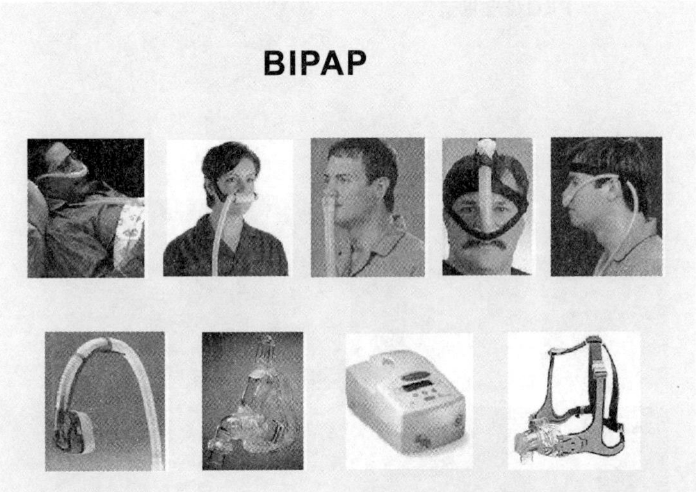

图 2-8

为什么要用呼吸机呢？门诊患者都会给他们测一个通气功能，在好大夫网站回答的时候有人问我病情怎么样？预后怎么样？我说你要告诉我通气功能数值，你到我们这看病，我们会根据经验、根据评分来看基本发展的情况，即使你没有条件经常到医生这来随诊，有一个简单办法就是测通气功能（就是 FVC 值），正常的数值是百分之百，如果说一个患者 FVC 小于75%，你用呼吸机存活期是这样的曲线，如果小于75%，没有用呼吸机，那就这个趋势，这是存活的时间，单纯比的话，用呼吸机的患者相对会比不用呼吸机的患者存活时间要长，从这个意义上，美国的指南和欧洲的指南都是强烈的推荐患者尽早用呼吸机，但是不限于75%为标准，只要你感觉呼吸有困难就可以用呼吸机治疗了，但是，呼吸一点没问题就不要用。

8．**标准治疗**　标准治疗是什么呢？我们说的是综合的方案，包括力如太治疗、包括经皮胃造瘘、包括对症治疗，目标很明确，就是延长生存期，提高生活质量，刚才崔主任也讲了，提高生活质量包括几个方面，增加患者的移动性、包括电动轮椅，虽然得病了，但是也可以到处走，去公园、外地旅行都是正常进行的，跟正常人一样。

这个图片是用眼球在上网（图 2-9），增加和外界的交流，也是提高患者生活质量的办法，希望所有的患者都像霍金一样。这是霍金在太空舱里面进行模拟的一个片断，他希望在他有生之年能够上太空，这是他的理想。

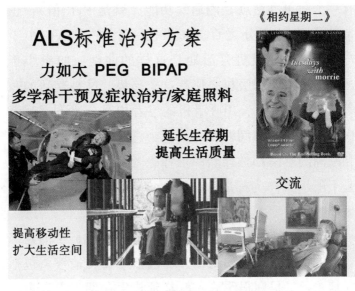

图 2-9

这本书我推荐大家看的，叫《相约星期二》，已经翻译成中文了，是关于一位美国大学教授、哲学教授的书，他得了肌萎缩侧索硬化之后，他的学生写了一本关于他的书，非常有哲理，大家看看，我们很多医生都看过这个书。

● **四、刘明生教授：肌萎缩侧索硬化的支持和对症治疗**

1. **肌萎缩侧索硬化的支持和对症治疗概述**　刚才李教授针对肌萎缩侧索硬化的治疗给大家进行了系统宏观的介绍，我这部分是介绍肌萎缩侧索硬化患者的支持和对症治疗，这个可能跟大家在平常家属对患者照顾的时候涉及的内容更多了一点。

刚才李教授也说了肌萎缩侧索硬化治疗大体分为两大部分：一个是针对病因治疗，我们从根源上把这个病控制住或者根本改善。非常遗憾的是到目前为止我们没有发现一个药物能把它逆转过来，把它控制住，只有现在 FDA 批准的力如太，能够在一定程度上延缓它的发展，刚才李教授的试验也介绍过了，我们大夫和患者家属都希望有一个药物能完全控制住的，最起码控制在一个阶段，别再往下走了，甚至更好的能恢复过来，当然很多试验都在做，很多专家、国家研究组都在做这个试验，我们也希望在某一个会议上有这些结果公布出来，给我们带来欣喜。

临床上会有一些大夫说这个病没有办法治的，诊断以后你就不要管他了，就回家吧，其实不是这样的，我们除了前面讲到的病因治疗以外，还是有很多方法对我们患者来进行治疗，改善他的生活质量，让他生活更好一些，我们有很多事情需要去做的，包括对症治疗，这也是治疗的第二部分。

在这个环节中在诊断的时候医生是非常关键的，尤其是神经科的医生是非常关键的，肌萎缩侧索硬化组这部分，专门从事这个专业医生非常重要，之后家属陪护人员发挥了非常积极的作用，很多家属回到就近的医院可能是内科医生诊治，但是在诊断以后的这部分的患者治疗过程中也发挥非常重要的作用，当然还有一些康复医生、心理医生，营养方面的医生，对我们患者生活上的指导也有很重要的价值。刚才李教授展示过这个片子，我们通常将患者所面临的问题划分为四个阶段，在不同的阶段，医生所应该做的事情我们和家属做的事情是不一样的，包括患者在不同阶段的心理状态，或者面临情况不同，我们下面一步步来说：

第一个阶段是诊断过程。对每个患者来说都会经历这么一个过程，在早期的时候，刚开始感觉到手指头稍微有点抖，开门的时候拧钥匙费劲一点，那时候一般不会注意，会正常生活和工作，这是第一个阶段。因为这个病是不断发展的，随着病情发展，对生活影响会越来越重，端碗，或者包饺子就不行了，一些细的行为，比如端酒杯就端不住了，拿筷子就夹不住东西了，这时候患者和家属都注意到了，有的人走路的时候一开始摔跤，随着病情发展摔的次数多了，这时候想着看病，往往是去基层医院医生那里看病，有人就诊断脑血栓，有人诊断为颈椎病，但是病情一直在发展，最后转到神经科那个地方，提到这个病是不是运动神经元病，或者肌萎缩侧索硬化的问题，在这之后，患者就开始了漫长的求医道路了，县医院或者省医院医生诊断以后还会往更大医院找，我们很多患者是从全国各地来的，想诊断更清楚一些，还有一种在想我是不是不是这个病？带这种希望来的。医生告诉患者以后，让患者在心里有很大的冲击，一开始觉得医生说这个病是非常绝望的过程，之后是怀疑是不是诊断错了，我要找更好的大夫帮助去看，经过反复就医，钱也花了，情绪也搞得非常低落。

刚才李教授也说过，大部分患者诊断比较简单，但是这个病确实是疑难病，一些小医院可能一个大夫一辈子也没有见过这样的患者，你让他诊断确实不放心，让大医院就诊是合适的，找相关专家也是应该的！像李教授说如果反复看，一个专家看完以后又看另外一个专家，确实浪费了患者自己很大的时间和精力，患者拖着很重的身体，翻来覆去的去奔波，对身体健康是不好的，出现摔跤就更麻烦了。如果你看过两个专家以后就不要反复折腾了，要不反倒耗费精力，对患者身体并不是很好。我们有时候会建议患者过一个时间再来看一下，确实有小部分患者，大概10%的患者，就会收到病房里了，我们看了以后觉得不放心到病房里查，我们大查房以后也没定下来，但是这部分是非常少的，每年有几个这样的患者，因为我们每年1个礼拜有20多个的患者，有时候1天有2、3个，1年下来很多患者是这样的，但是只有几个患者收到病房里，其实大部分患者不需要这么折腾的，门诊就能诊断，但是有少部分患者确实需要出院以后还让他随诊，过一段时间来看发展情况，特别对病程短的患者，2、3个月就来看病了，即使做完了肌电图，它也不是典型的表现。今天上午看了一个患者就是这样的，当你有3个月因为崴脚就诊，来了以后，已经做了三个肌电图了，今天还要做，就是一个月做第四个了，我就跟他说，让他别做了，其实，对患者发展来说，肌电图也是需要一个时间间隔的，我们一般要间隔3个月。当然随诊也是很重要的，有条件的包括诊断方面，还有一部分是治疗期，特别在早期会给患者治疗的意见也是有帮助的。

在这个阶段的时候，我们患者和家属有一个很重要的问题，这个时候，患者生活基本是可以的，这时候，从信息的支持和心理支持在第一阶段是非常重要的。信息方面的获得大家很熟悉，从网络可以获得很多内容，书店的书非常多，涉及肌萎缩侧索硬化病也非常多；再就是从医生这方面，但是非常遗憾的是门诊很难进行系统全面的介绍，我一个上午看12个患者，有的患者10多分钟能解释清楚，有的解释不能太深，很多别的医院几分钟看1个患者，不太可能获得更多信息，还有就是我们有一个网站，大家可以跟医生进行交流，那块有很多信息。同时，心理支持是非常重要的阶段，患者这时候经受很大心理冲击，这时候医生是很重要的方面，还有来自家属方面的支持。大部分家属是好的，也有一些家属出现厌烦的情绪了，来回看也看不好，家属自己先烦了，这个时候，家属支持在这时候是非常重要的。我们在这个阶段还是鼓励患者力所能及做一些能做工作，以前做的办公室工作是可以正常进行的，其他有危险的工作则要注意避免可能会影响造成自身伤害的问题了。

还有在告知诊断的时候，国内和国外是不一样的，我们在门诊看到一些家属在看门诊前，先患者跑进屋里说别告诉他，他还不知道呢，这个我们也是可以理解的，我们也是很矛盾的问题，告诉还是不告诉患者对患者预后是好还是坏还没有明确研究出来，对患者生存期没有明确的研究的。从患者伦理来说要看自己家庭具体情况，患者具体状态慢慢适应会更好，我们一般在门诊会主张第 1 次看病不要直截了当告诉患者是什么病，如果患者经过很多医生说过了，我们会给他比较明确的结论，以免耗费他的精力和时间。第 2 次看病我们会多说一些情况，让患者有适应过程，更容易接受。

很多患者第一次在门诊看病就会问我这个病今后怎么样？生存期多长？这个对医生来说很难，其实，医生告诉你也是不准的，因为不同个体差异是非常大的，我们经常看到 5 年前诊断的患者来了都挺好，10 年前诊断的患者又走着来了还挺好的，有这样的情况。10%～16%患者是 10 年以上的，还有一个我们告诉患者，不是肿瘤，很少遗传，只有10%有家族史的患者有遗传，有家族史，不影响智力和排尿功能。我们一般鼓励患者尽可能正常生活，这个病包括家属和医生都在这么做，不要跟患者说没有办法治了，其实，希望一直有，研究一直也在做，像现在美国投入大量资金在做药物治疗方面，我们也在做药物方面的研究，也可能在不久将来就出来了这个药。这个病是疑难病，难治的也是大家努力攻关的病。

还有就是在门诊看病的时候，如果是考虑这个病，就不要随便找一个大夫就去挂号，有的医生看的患者不多，了解不深，如果给出不专业意见，反而对患者造成很大的顾虑，想很多问题，最后心理状态对家属影响也是很明显的，最好找专门搞肌萎缩侧索硬化的专家。

第二个阶段，这时候病情就发展了，这个阶段主要的问题是以指导和支持为主，我们患者工作是越来越难了，但还是鼓励患者尽量做一些生活和工作中做的事情，社会生活尽可能保留，不要一得病啥也不干了就往家一躺，这样生活质量太差了，而且很快会出现抑郁、焦虑。但如果会开车就不要再开了，其他如果工作里有一些风险，比如控制开关的，虽然能控制，但是一旦出现失误会给别人造成很大影响，最好不要去做那些事情。还有我们大家关注临床试验，一直有新的药物在面世，刚才崔大夫说的三期临床试验在国外已经做得比较好，这个试验对患者是有好处的，我们会组织这些家属关注一下这方面的信息，如果有这方面信息可以补充进来。对于干细胞治疗，有很多人在做，但是费用非常昂贵，那个我们是不支持患者去做的，因为有的患者经济条件比较好，就想试试花钱就花吧，想照顾患者的心态是好的，但是这个试验是有一定风险，再一个是耗费非常大，并不是国家公认推荐的东西，有的是打着牌子去的，牌子还很大，其实那里面有很多问题，我们协作组经常讨论这个问题，大家要注意。刘主任刚才也提到了这个事情了。

下一个阶段就是随着病情发展进入了更重的阶段，生活上会出现很多的问题，在这个阶段的时候我们家属或者陪护人员在这个阶段是发挥非常重要作用的，比医生作用大得多，因为这个患者在生活、洗澡、刷牙、吃饭都需要周围人来照顾了。这个时候，社区医生的作用也非常大，当患者出现肺炎的时候，社区医生要去赶快处理，不行就赶紧去医院。有很多患者虽然出现呼吸困难了，是由于肺部感染引起的，我们经过治疗以后呼吸困难可以改善的。我们有一个老人就是我们附近的，70岁了，平常因为吃东西有点呛，说话有点含糊，有的时候有一点憋气，家里人以为是年纪大了有点哮喘，有一次肺炎突然加重，说进入ICU，我们大夫经过治疗以后见好，但是氧分压非常低，但是也能维持这样的情况，后来我们再仔细问病史，患者的手已经萎缩了，后来我们诊断是运动神经元病，如果运动神经元病出现肺炎加重的时候可以出现呼吸困难，呼吸加重的，经过治疗可以好起来的。还有一个需要注意是我们陪护人员问题，自己家属亲人比较好说，自己的亲人该怎么做，应该怎么做，护理人员他也会产生心理问题，在照顾患者过程中，不管家属还是护理人员都存在心理问题，这时候家属要注意调节自己的心理状态，从心态上进行调整。必要的时候是需要看医生的。

2. 肌萎缩侧索硬化常见症状及生活护理事项 我们下面说一说患者在这个阶段最常见的问题。第一就是吞咽的问题。这也是发展的过程中的问题，这也成为患者就诊的原因，早期是喝水偶尔呛一下，随着发展，呛会越来越厉害，一开始喝水呛，后来吃馒头、面条开始呛，最后吃饭都困难了，有一个发展过程，在这个过程我们家属或者护理人员要注意观察，一个是饮食习惯改变，以前愿意吃馒头，现在不爱吃了，吃了可能会呛，以前爱喝汤的，现在不爱喝了，米饭不爱吃了，改成吃面条了，都有可能；再一个就是吃饭时间，如果太长，以前十几分钟吃完饭了，现在半小时还没吃完，这也是吞咽出现问题的表现，还有就是一吃东西就咳嗽，说明吞咽困难已经有了，流口水也是一个表现，他咽唾液也费劲了，有时会流出来了，一旦出现吸入型肺炎也是比较重了。

还有一个就是体重的下降，他消瘦了，连着下降10%，几公斤的下降，那就说明患者需要进一步加强营养了，那就是说普通进食已经不能满足了，可能需要下鼻饲，或者是经皮胃造瘘了。

当然，尿量减少也是问题，他喝水喝不进去，不爱喝水了，尿液少了，这时候也要注意了。平常观察的时候除了看现象以外，还要看患者的其他表现，你让家属给他闭嘴、吹口气看看唇的力量，还有看他咳嗽一下，看力量，看看声音是不是很洪亮？微弱了也是一个问题。还要看唾液，如果存很多唾液，吞咽也有问题，说话含糊的时候，吃饭的时候也容易出现呛咳，这就是吞咽困难容易呛的现象，我们有时候在临床上做吞水试验，判断他的功能。当患者出现吞咽困难的时候，一旦出现呛，有的患者出现急性风险，一口水一般问题不大，一般将他侧过来拍拍背咳一下就出来了，如果是糊状的食物进入到气道比较麻烦，有人会憋得青紫，那就要小心了。进食的时候要给他有一个轻松环境，不要紧张地跟大家在一起，小孩又闹，自己吃饭，流着口水，饭会掉，自己吃不进去，着急，最好有安静宽松环境，让他慢慢自己吃，不要太催他，避免呛咳，能够吃饭要尽量自己吃，让他体会到吃东西的快乐，吃的时候如果呛的明显，让他头稍微往前倾一点，把气道稍微压一下，就容易吃进去，再就是头转一下也容易减少呛咳的机会。当然每个患者不一样，看头位在什么姿势不容易呛，让患者自己体会，注意调整位置，家属就要注意饮食方面调整，食谱要发生变化，以前吃米饭可能不能吃了，现在吃蛋羹，或者比较滑的、糊的东西。

刚才也提到，一旦患者呛得很明显，一吃就呛了，体重下降，人也消瘦，尿特别少，喝不进水，出现这样的情况就要开始考虑鼻饲，就是下胃管，或者是做经皮胃造瘘，在国外是经皮胃造瘘是做得比较多的，在国内大家下鼻饲的多一些，大家好像不太能接受插管这个方法。当然，两种方法各有利弊，鼻饲外观不好看，有管放在这个地方，然后对鼻腔有刺激，再容易反流，特别是晚上睡觉的时候，躺平了，容易连着把胃液反流上来更容易出现吸入性肺炎，这是胃管不好的地方，胃管要勤换；但是经皮胃造瘘没有这些问题，它美观一些，没有反流问题，但是它也会出现一些问题，比如有堵管的问题，但是如果做得不好的话，自己做的饮食打进去，就容易堵管，还有就是有的人出现感染的情况，并且价格贵一点。做经皮胃造瘘一般没有问题，但是也有出现个别意外情况，也存在风险。因为患者吞咽不好。吃不进东西的时候还是应该要关注一下。如果不能保证营养的时候要想到经皮胃造瘘，说到鼻饲这个情况，因为饮食营养管理对生存期延长也是非常重要的，这是研究证实的，结果是明确的。

　　吞咽困难的时候就容易出现呛咳，家属一定要掌握处理的情况，一旦出现呛的时候，如果是水呛咳不要太紧张，要患者头侧过来，从上往下拍背，让它出来就可以，这个一般不会有太大的风险，如果是糊状的东西，窒息的时候不能往下灌水了，也不要用手往下捅，这个时候就要鼓励他咳嗽，从腹部加压，站到患者后面呼气的时候使劲对腹部加压让他把这个东西咳出来。我们病房有一个患者，是脑血栓的，是因为呛了以后出现窒息，脑缺氧变成植物人了，当然出现这种情况是比较少的，因为平常家属是比较注意的，心里也绷着弦呢。一旦出现呛咳的时候，就要腹部加压让他咳出来，有条件的还可以配备吸痰器，如果有吸痰器就是最好的了，也挺便宜的，药店有卖的，也可以采用脚踩的加负压这种的器具。

　　再有就是交流的问题，当患者吞咽不好，跟家属交流就会有问题，说话含糊不清，别人听不清他在说什么，实际上，在早期的时候让他说话减慢速度，最好用单词或者短语说，就不要用长句话来表达，主宾语的结构就不需要了，用短语来表达自己的意思，这个需要和家属或者护工进行磨合的，比如他说两个字的时候你就知道他要做什么。有的人就可以写到一个纸条上，一个卡片上需要什么拿出来看一下。那时候家属或者护工就要注意了，不要着急，说不清不要来回追问一个问题问来问去，最后用点头摇头来表示他的意思，要用简明的话，你是要这个吗？他说是。当然还有书写的方法，比如延髓性麻痹的患者比较多，早期就是延髓性麻痹说话不清楚，但是可以用手来写意思，当然现在电子设备比较发达，家里有电脑，有笔记本可以敲键盘和鼠标在屏幕上敲字来进行交流，当然，现在比较发达的现在有眼动仪，用眼睛控制，运动神经元病眼睛是不受累的，整个过程中，肢体都萎缩了但是眼睛是好的，还可以发短信和别人交流，上网都可以，或者我哪痒痒了，说不出来，可以用眼睛追着在电脑上写出来都可以。

呼吸困难的时候，也分很多阶段，在生活中要注意观察，出现轻微活动以后，甚至有憋气情况的时候有点喘了或者咳嗽没有劲的时候，说话特别低微，要注意这时候氧气不够了，呼吸肌的力量下降了，如果出现白天就困，早上起来头痛，睡不好觉，晚上睡觉就翻来覆去的，白天注意力下降，这个情况除了情绪因素引起来的以外，还要注意是不是缺氧了，晚上氧含量不够也会出现这种憋气的情况，白天没有精神头的情况，这时候可以查一下。家属观察的时候可以看喘气的速度，我们正常人呼吸是 1 分钟 12～20 次，如果喘气非常快，出现 20、30 次的时候，说明呼吸肌的力量差，他需要更多次数来完成同样的供氧量，这也可能提示他缺氧了。

还有就是我们在门诊的时候，一般会让他数数字，一口气从 1 数到 20，如果数不下来，那说明这个呼吸肌的力量就不够了。刚才我们也提到特别要注意感染的问题，因为患者口水多，反流、误吸，还有就是活动少、卧床这些情况都容易引起肺部感染，一旦出现感染要赶紧控制，还有就是要特别做好预防，别出现感染，如果在医院出现感染就赶紧找医生，医生会做血常规分析，指导用药，包括吸痰，医院会更方便一些。呼吸困难出现严重的时候要面临呼吸机选择的问题，呼吸机的选择包括两个方面，一个是无创的，一个是有创的。无创的是小机器，家用的，有创的一般是在医院里用需要医生管理的大型呼吸机。无创在国际上是推荐使用的，对肌萎缩侧索硬化改善生活质量是有帮助的，有创要看伦理的问题，涉及家庭的情况，要和家里人商量，跟患者和家庭协商，一旦上了呼吸机以后就撤不下来了，感染时可以撤下来，其他的情况，如患者慢慢发展呼吸系统麻痹就很难撤下来，如果上了之后，就是一个很大的问题，患者自己生存质量很差，家属负担非常重，这时候护理就不像日常生活护理了。在国外能够选择有创呼吸机不到5%，但是国内我们前一段时间2008年的时候做过一个调查，有1/3的家庭家属说愿意选择有创呼吸机，但是实际是一个意愿，我们到门诊问的时候不是真的选了。真的面临选择的时候会不会选是另一回事。一旦用上就是很麻烦的问题。我们病房也有一个经济条件非常好的，是台湾的一个人，一直用呼吸机支持。

还有一个锻炼的问题，包括两方面：一个是肌肉本身的力量锻炼；还有就是关节活动度的锻炼。关节活动度的锻炼往往靠家属来帮助，很多患者肩关节无力要抬起来，做一个充分的肩关节的活动，如果你不帮他活动，或者是他自己不活动的话，时间长了就会出现疼痛，痉挛挛缩的动不了了，疼得非常厉害，那个时候处理起来就比较麻烦，所以，早期锻炼是非常重要的。再一方面就是力量锻炼，患者自己活动，进行力量收缩，从早期时候就开始锻炼，但是不能过度，我们一般用1/3的力量，比如你的手能够拿动6kg的东西，那你就用2kg的力量来锻炼就可以了，不要太强烈，如果你锻炼完以后过了1个多小时了还酸疼，这个肯定是过度了。可以掌握一个原则。如果过度会造成肌肉损伤，临床上做肌酶谱测定的时候，就会宣告肌肉细胞有破坏了。

还有很多其他的症状，由于时间限制，没有办法一一仔细介绍，比如说失眠，刚才提到了失眠要注意缺氧的问题和情绪问题，严重患者可以用药物帮助调整，用药的时候要注意不良反应。还有疼痛的问题，因为患者经常会卧床，或者关节痉挛挛缩，如果长期卧床也容易出现疼痛，这都容易出现，下肢肿胀，活动少，这时可以抬高患肢，经常按摩，帮助活动，促进静脉回流，还有便秘、流涎、痰多、尿频等很多问题，我们有一个小册子上面有很多对症的解释，大家可以关注，网站有很多这方面的资料，对不同情况下家属怎么做，护理人员怎么去做？等有一些指导意见。

到疾病晚期的时候，这时候提醒大家在早期，在出现呼吸困难，甚至在有病，用无创呼吸机的时间，或者在这之前家属要达成一个共识，对这个以后要不要上呼吸机有一个早期的想法和安排，不要等到事情到头上了才去说这个问题，那时候就非常忙乱和仓促了，因为病情不等人，我们医护人员一般都知道这种病的性质，医生治疗重点也在减轻患者的痛苦，别让他这么痛苦，能有尊严，这是医生这时候要做的。谢谢大家！我就介绍这些情况，希望大家一起努力。

● 五、呼吸机专家：呼吸机的使用指导

　　肌萎缩侧索硬化患者比较早的时候会出现呼吸肌肉运动功能减退，而引起呼吸衰竭，表现的是低氧、二氧化碳潴留、电解质的紊乱，现在国外报道有一些更早期的如果对夜间患者进行观察，就会发现夜间的低氧，这时候国外有些学者观点就开始使用无创通气呼吸机。有创机械通气和无创机械通气，在一定情况下无论有创和无创具有效果是一样的，恢复有效通气，减少呼吸功消耗。有创和无创主要区别是连接界面不一样，对于无创来说，使用面罩、口鼻罩来连接，有创指从嘴、鼻子或器官切开方式，肌萎缩侧索硬化患者晚期更多采取器官切开方式，这是两者的区别。同样由于气管切开方式，容易引起呼吸机性感染，在ICU患者中有创呼吸机引起的感染是比较讨厌的问题，无创的特点是不需要建立人工气罩，是无损伤通气的方式，它的优势在于很好保证我们人体生理功能，不会对你现在状态生理功能产生破坏，而且不会破坏你气道自我屏障和防御功能，正常排痰这一类功能都能有很好地保持，另外相对于经鼻插管来说，无创呼吸机对你口鼻黏膜和声带不会有任何损伤；另外无创会避免很多有创引起的并发症包括这种机械通气相关肺炎出现，痛苦也会比较小一些，使用起来比较方便，

我可以一天随需要戴几个小时，在不戴的时候摘下来，操作起来相对方便。

另外，无创通气提供早期应用可能。第一具有有效性，提供了与有创相似的通气支持，另外安全性要好于有创通气，不损伤气道生理结构，另外佩戴上是比较方便的。从国外很多文献报道来说，无创通气早期应用对于改善生活质量，尤其是这种有呼吸损伤的患者明显会提高生存率，而且无创通气会明显改善患者血气。

有一篇文章报道，做了一部分样本的患者的试验，通过使用无创通气治疗以后，在 1 周时间能够明显改善通气，而且夜间低氧也会明显得到改善，根据美国应用观点，首先他认为可以延长生命；第二，可以缓解肺功能衰退；第三，提高生活质量；第四，有助于气罩内分泌物排出；早期应用会提高患者使用的睡眠性。用的越早患者越容易接受这种呼气方式。

我们在使用无创的时候需要注意的事项：第一，我们使面罩管路跟机器连接尽量少的漏气；第二，定期检查机器相关的配件是不是很清洁、干净。

最后我就建议如果想使用无创机器要早期应用，一旦购买要坚持佩戴，还有要选择一个专业性的服务。

参 考 文 献

1. 李晓光，张莉红，谢曼青，等. 中国家族性肌萎缩侧索硬化 SOD1 基因突变分析. 中华神经科杂志，2010，43

2. 谢曼青，李晓光，崔丽英，等. 肯尼迪病基因诊断及临床特点. 中华医学杂志，2010，35：2498-2500

3. 李晓光，林一聪，崔丽英，等. 散发性肌萎缩侧索硬化易感性单核苷酸多态性位点质谱分型及关联分析. 中华神经科杂志，2010，43：364

4. 李晓光. 肌萎缩侧索硬化的营养支持治疗与经皮内镜下胃造瘘. 中华神经科杂志，2009，43：139-141

5. LI Xiao-guang，ZHANG Jiang-hu，XIE Man-qing，LIU Ming-sheng，LI Ben-hong，ZHAO Yan-huan，REN Hai-tao and CUI Li-yin Association between *DPP*6 polymorphism and the risk of sporadic amyotrophic lateral sclerosis in Chinese patients *Chinese Medical Journal* 2009；122（24）：2989-2992

6. 林一聪，李晓光，崔丽英. TARDBP 基因与肌萎缩侧索硬化. 中华神经科杂志，2009，42：783-787

7. 李晓光，崔丽英. 治疗肌萎缩侧索硬化临床药物试验研究进展. 中华神经科杂志，2009，42：564-566

8. 谢曼青，李晓光. 崔丽英. 肯尼迪病发病机制及治疗策略研究进展. 中华神经科杂志，2009，42：491-493

9. 李晓光，张江鹄，崔丽英，等. 二肽基肽酶-6 基因多态和散发性肌萎缩侧索硬化发病风险的相关性. 中华神经科杂志，2009，42：332-335

10. 林一聪，李晓光，崔丽英. 肌萎缩侧索硬化全基因组关联分析及 SNP 研究进展. 中华神经科杂志，2009，42：138-141

11. 李晓光，崔丽英，刘明生. 国际肌萎缩侧索硬化临床实践指南解读. 中国实用内科杂志，2009. 29 114-116

12. LI X, ZHANG J, LIU M, CUI L, et al. Screening of superoxide dismutase dismutase1 gene mutation and SNP genotyping by high-resolution melting in Chinese amyotrophic lateral sclerosis patients。Amyotrophic Lateral Sclerosis, 2008，（Suppl 1）；9：99-100

13. 李晓光. 经皮内窥镜引导下胃造口术在神经系统疾病治疗中的应用. 中国医学科学院学报，2008，30：245-248

14. 李晓光，陈建华，崔丽英. 副肿瘤性周围神经病一例诊断与治疗评析. 中华检验医学杂志，2008，31：592-594

15. Li Xiaoguang Xie Manqing Cui Liying et al Further Screening of Superoxide dismutase Gene Mutations in Chinese patient with Familial and Sporadic Amyotrophic Lateral Sclerosis Amyotrophic Lateral Sclerosis（Suppl 1）；2007；8：199

16. 张莉红，李晓光，崔丽英. 肌萎缩侧索硬化与超氧化物歧化酶 1 基因突变研究. 中华神经科杂志，2007，40：81-84

17. 崔丽英，李晓光. 科学理性地进行肌萎缩侧索硬化干细胞治疗研究，中华神经科杂志，2006，39：508-510

18. Li Xiaoguang, Zhang Lihong, Cui Liying, et al. Screening of Superoxide dismutase1 Gene Mutations in Chinese patient with Familial and Sporadic Amyotrophic Lateral Sclerosis, Amyotrophic Lateral

Sclerosis. 2006（Suppl 1）；7：147-148

19. Li Xiaoguang, Cui Liying, et al The Chinese ALS Health Profile Study. preliminary report of ALS Clinic Study Group in China. Amyotrophic Lateral Sclerosis. 2006（Suppl 1）；7：182-188

20. 郝红琳，李晓光，郭玉璞，等. 抗神经节苷脂抗体与免疫介导的神经疾病，中国临床康复，2006

21. 刘明生，崔丽英，李晓光，等. 位移技术在运动神经传导阻滞测定中的价值，中华神经科杂志，2005，38，283-285

22. 刘明生，崔丽英，李晓光. 多灶性运动神经病的临床和神经电生理研究. 中华神经科杂志，2004，01

23. 肖兴军，李晓光，陈琳，等. 多灶性运动神经病九例报告. 中华神经科杂志，2004，05

24. 李晓光. 参加制定中华医学会神经病学分会. 肌萎缩侧索硬化的诊断标准（草案）. 中华神经科杂志，2001，34：190

25. 李晓光，郭玉璞. 运动神经元病流行病学. 李士钊主编神经疾病流行病学，北京：人民卫生出版社，2001

26. 李晓光，郭玉璞. 肌萎缩侧索硬化诊断及治疗. 脑与神经疾病杂志，2000，04

27. 李晓光，郭玉璞. 肌萎缩侧索硬化诊断及治疗进展　当代医学2000，12

28. 李晓光，郭玉璞. 脊髓性肌萎缩症临床及肌肉病理学研究. 中华神经科杂志，2000，33：32

29. 肖兴军，李晓光. 神经节苷脂 GM1 抗体在免疫介导的运动神经病中的意义. 国外医学神经病学神经外科学分册，1999，26：135

30. 李晓光，郭玉璞. 运动神经元病血清抗神经节苷脂抗体的检测.

中华神经科杂志，1999，32：317

31. 李晓光，郭玉璞. 免疫介导的运动神经元病动物模型建立及损伤机制的研究. 中华医学杂志（英文版），1999，112：614

32. 李晓光，郭玉璞. 运动神经元病患者血清抗神经节苷脂抗体的检测及临床意义. 脑与神经疾病，1998，19：9

33. 李晓光，郭玉璞. 免疫介导的运动神经元病动物模型建立及损伤机制的研究. 医学研究通讯，1998，27：1

34. 李晓光，曹承刚，郭玉璞，等. 抗运动神经元单抗检测 MND 血清中特异抗原成分. 中华神经科杂志，1997，30：342

35. 李晓光，郭玉璞，肌萎缩侧索硬化免疫学研究. 中华神经科杂志，1996，29：53

致 谢

在本手册出版之际，首先想到的是感谢！

感谢肌萎缩侧索硬化患者的热情鼓励。

感谢中国医师协会肌萎缩侧索硬化项目处的刘杰主任及王威、高红同志。

感谢中国肌萎缩侧索硬化协作组成员多年来的帮助。

本书部分内容曾以内部资料印刷分发。因为数次修订，某些内容无法查到出处。不妥不周之处，还望指正。

感谢以下同道的厚爱。

崔丽英	蒲传强	樊东升	蒋雨平	丁新生
张 成	黄旭升	李存江	张 俊	姚晓黎
魏东宁	刘明生	李洵桦	卢加红	陈 燕
商慧芳	周 东	焉传祝	管阳太	侯晓军
刘亚玲	倪叡杰	景志坚	刘 杰	黄 敏

特别感谢崔丽英教授的大力支持。

感谢中国医师协会肌萎缩侧索硬化项目委员会副总干事倪叡杰医生的激情协助。

近期读到爱尔兰诗人叶芝的诗《天国的锦绣》颇能表达我的心情，希望我的微薄之力能助患者人生更多彩。

> 假如我有天国的锦绣绸缎，
> 那用金色银色的光线织就，
> 湛蓝、灰暗和漆黑的锦缎，
> 黑夜、白天、黎明和傍晚，
> 我就把那锦缎铺在你脚下；
> 可我，一贫如洗，只有梦；
> 我把我的梦铺在了你脚下；
> 轻点，因为你踏着我的梦。

出版之际，也是再版修改之时。希望读者随时反馈各类意见和建议，发送至pumchxgli@yahoo.com.cn。

再版时将一一修订。

李晓光